ただやせればいい。

そんなダイエットは、昔の話

いまの私たちがめざすのは、

健康的に引き締まったカラダ

ムリしない、がまんしない

おいしく食べて太らない

求めていたのは、そんなレシピ

Curves®

1品15分!

時短、かんたんにプロの味

おいしく食べて太らない 健康たんぱく質レシピ

カーブス

毎日新聞出版

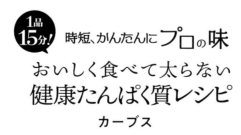

1品15分！ 時短、かんたんにプロの味
おいしく食べて太らない 健康たんぱく質レシピ

Contents

本書の見方

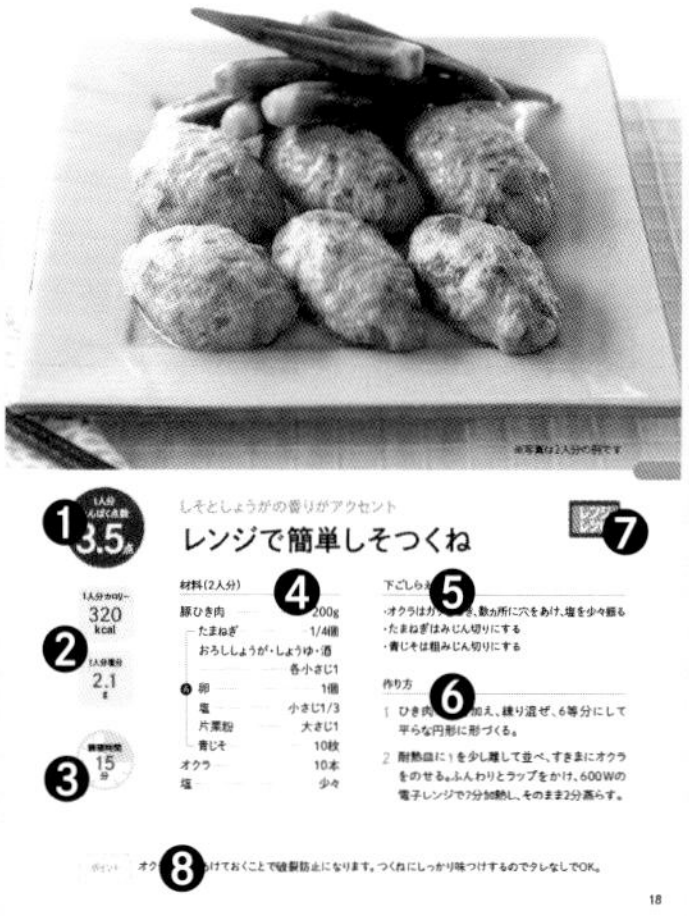

❶ たんぱく点数　1人分のたんぱく質量をカーブス独自の「たんぱく点数」で表記しています（たんぱく質6g=1点で計算し、四捨五入したおおよその数値です）。たんぱく質を豊富に含む食品からしっかりたんぱく質をとっていただくために、穀類・野菜等に含まれるたんぱく質は点数の計算に入れていません。
カーブスでは1日12点とることを推奨しています。
※たんぱく点数について詳細はP.6をご確認ください

❷ カロリー・塩分　1人分の数値です（メニューに含まれるすべての食材を合計し、四捨五入したおおよその数値です）。

❸ 調理時間　作り方の1から完成までの、所要時間の目安です（下ごしらえの時間、置き時間は含みません）。すべてのレシピにおいて、調理時間は15分以内です。

❹ 材料　2人分の材料です。記載がない限り、正味重量（皮、タネ、ヘタ、骨などを除いた量）です。
※1カップ＝200ml、大さじ1＝15ml、小さじ1＝5ml

❺ 下ごしらえ　材料を洗う、切るなどの下ごしらえです。調理を始める前に行ってください。

❻ 作り方　完成までの工程です。

❼ レンジレシピ　電子レンジで作れるレシピです。

❽ ポイント　時短、かんたんなレシピのポイントや調理のコツなどです。

※写真は盛りつけ例です。

牛肉

卵

〈はじめに〉

おいしく食べて太らないためには たんぱく質が必要です

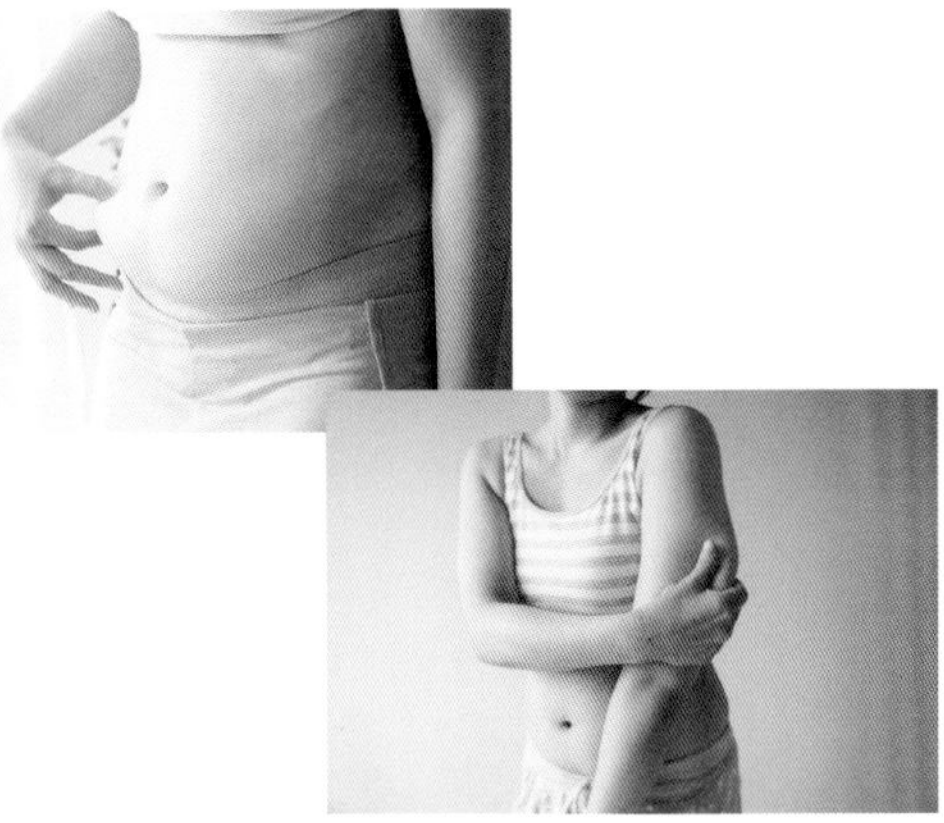

「年齢とともに太りやすくなった」
「年齢とともに体型が崩れてきた」

どちらも筋肉の減少が原因です

筋肉には、脂肪を燃やす効果があります。
しかし、筋肉は年齢とともに減り続けます。
30歳を過ぎると、年に1％ずつ減っていくとも――。
年齢を重ねるほど太りやすくなる、体型が崩れるのは、
筋肉の減少が原因なのです。

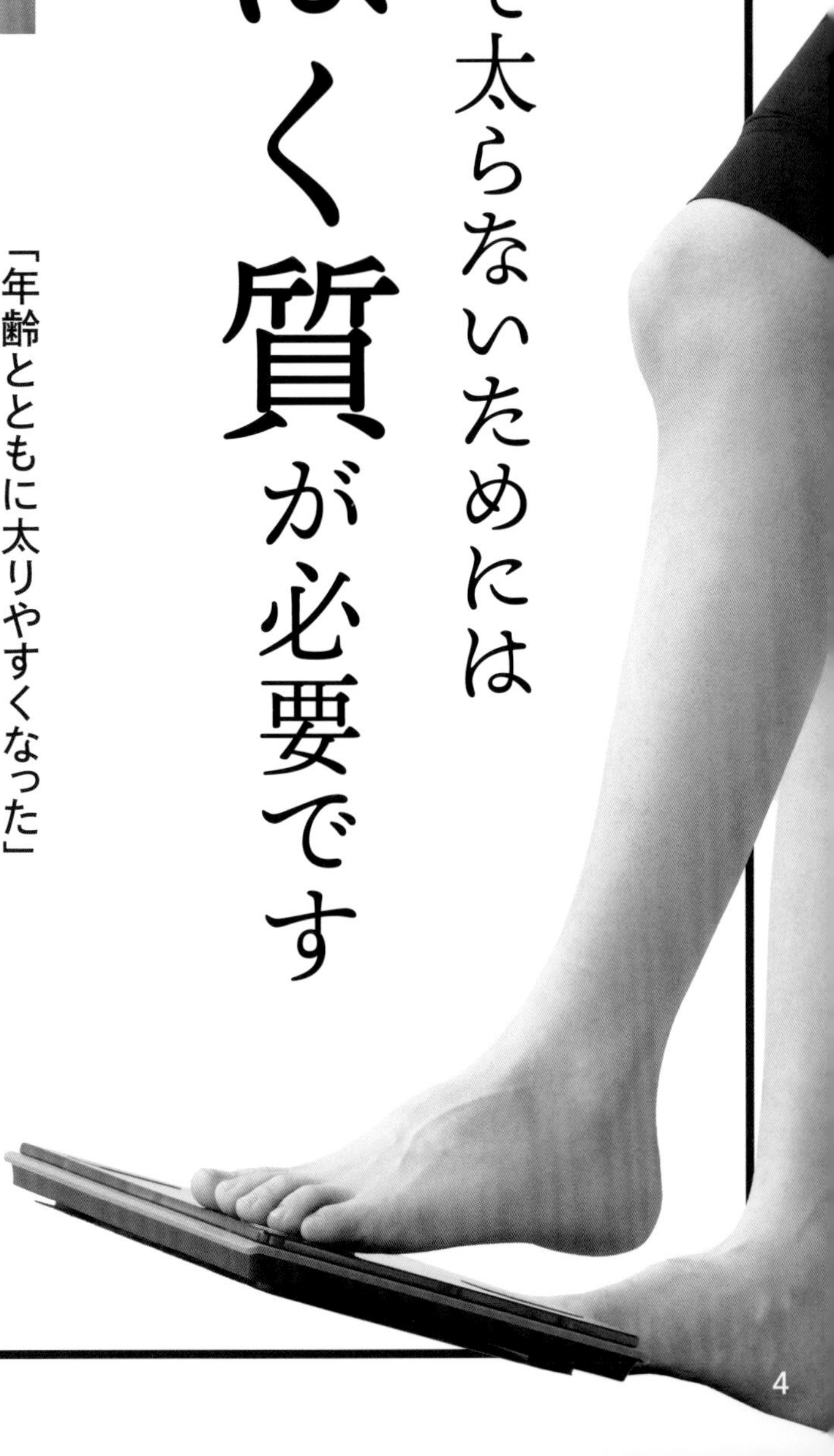

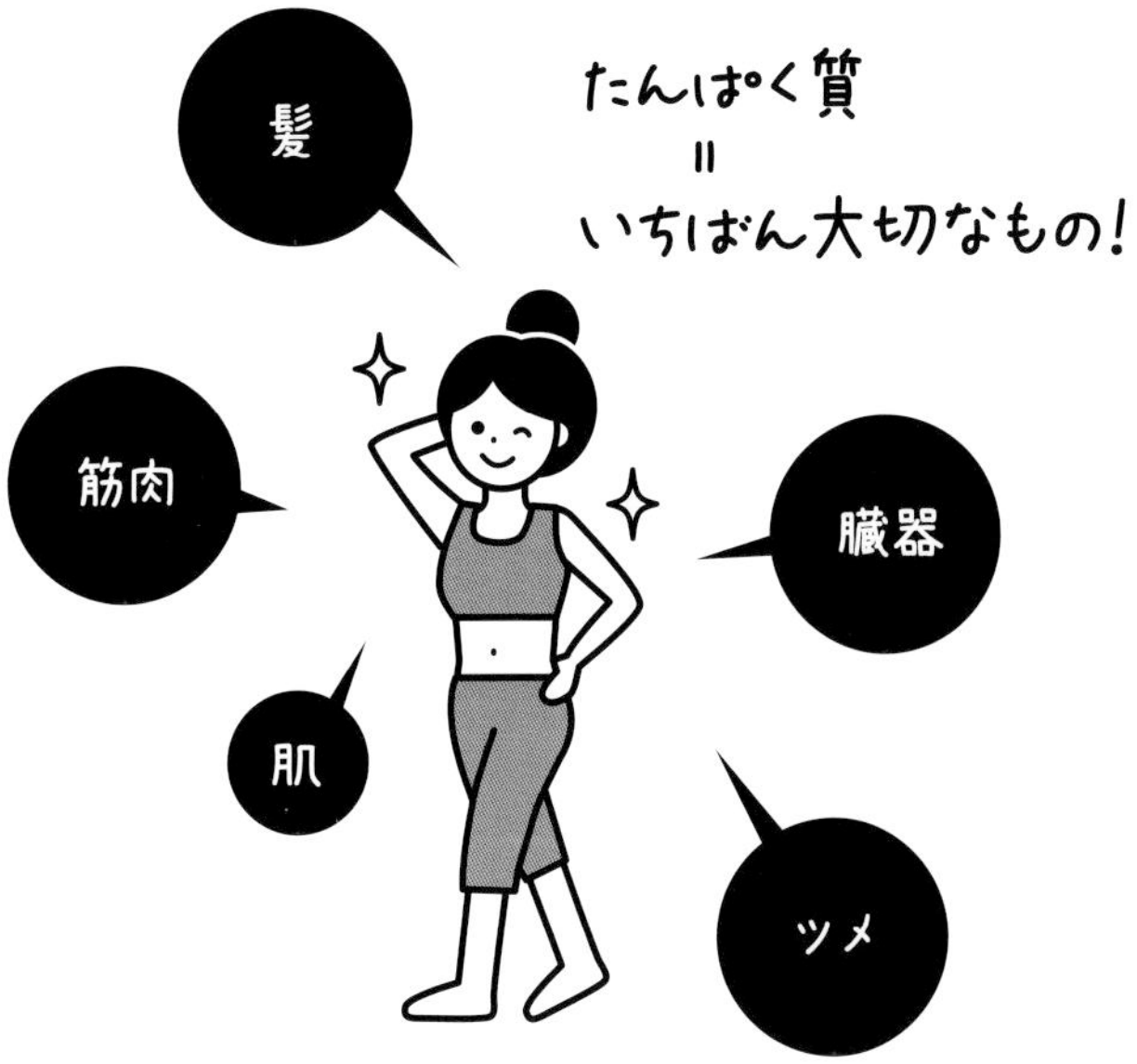

肌・髪など見た目にも影響

筋肉のもとはたんぱく質

年齢とともに太りやすくなるのは、筋肉が減るから——。では太りにくくなるにはどうすればいいか。それは、筋肉量を増やせばいいのです。

そのために必要なのが、たんぱく質。たんぱく質こそが、筋肉をつくるもとです。

それだけでなく、たんぱく質は、臓器や肌、髪など体のあらゆる組織をつくり、ホルモンや免疫物質の材料にもなります。つまり、太らない体だけでなく、健康な体や、見た目の美しさを保つのに、たんぱく質は欠かせないのです。

たんぱく質の英語は、プロテイン(protein)。その語源はギリシャ語で、「いちばん大切なもの」という意味があります。三大栄養素のひとつであるたんぱく質は、私たち人間にとって、それほど重要だということ。

筋肉をつけて太りにくい体をつくるために、たんぱく質を毎日しっかりとりましょう。

おいしく食べて太らない

たんぱく質のとり方

どのくらい とるか

筋肉をつけるには 1日のたんぱく点数12点を めざしましょう

カーブスでは、食材のたんぱく質量をわかりやすくするために、独自の「たんぱく点数」を用いています（左記参照）。

たんぱく点数1点 ＝たんぱく質6g

筋肉をつけるためには、たんぱく質をしっかりとる必要があるので、カーブスではしっかり運動するとともに、1日12点のたんぱく質摂取を推奨しています。

本書では、すべてのレシピのたんぱく質量（穀類・野菜等に含まれる分を除く）を、たんぱく点数で表記しています。1日のたんぱく質摂取量の目安にして、脂肪が燃える体づくりをめざしましょう。

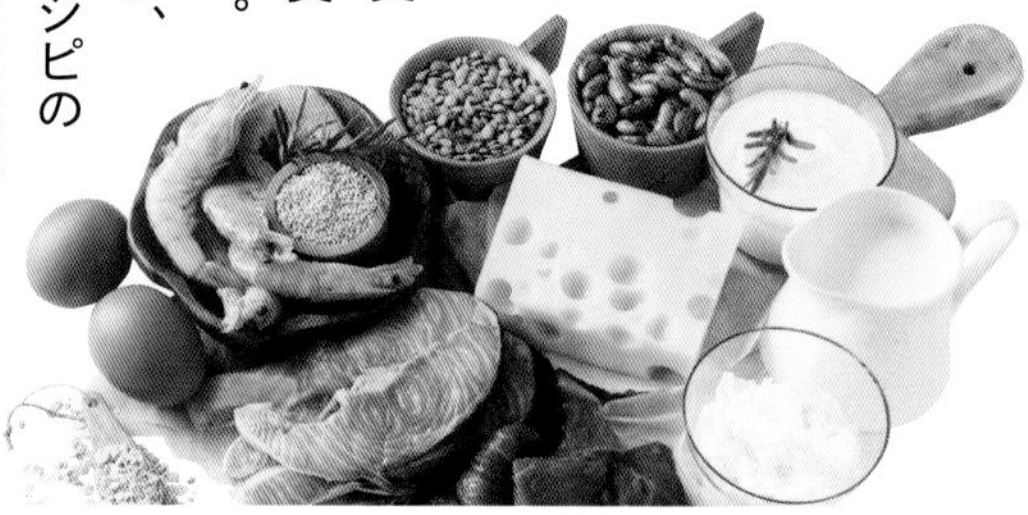

いつ とるか

① 筋トレのあと

筋トレをしてから48時間はたんぱく質を取り込む力が強くなります。とくに30分以内が効果的。手軽に済ませたいときは、プロテインも便利です。

② 朝・昼・晩、毎食

たんぱく質は、1食でまとめてとるよりも、3食に分けてとるほうが効果的です。つねに筋肉をつくりやすい状態を維持するために、毎回の食事のなかにたんぱく質をとり入れましょう。

どのように とるか

① いろんな食材からとる

同じ食材からだけでたんぱく質をとろうとすると、栄養がかたよります。動物性も植物性もバランスよくとって、おいしく食べましょう。

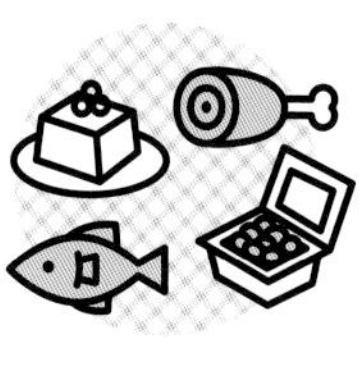

② カロリーにも気をつける

肉や乳製品は脂質が多く、カロリー過多になることも。赤身肉や鶏ささみなど、できるだけ脂肪が少ないものを選びましょう。

たんぱく点数ガイド

肉

手のひらいっぱい
(100g)

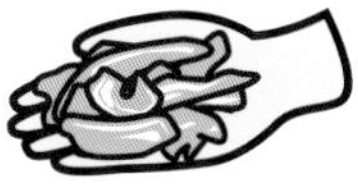

3点

ひき肉
(30〜40g)

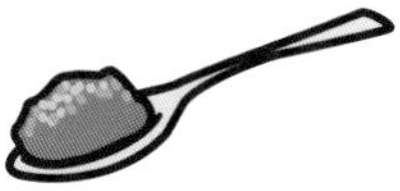

1点

ハム・ソーセージ
(どちらか片方)

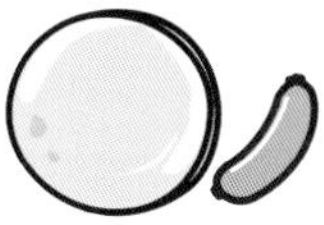

0.5点

魚介

手のひらいっぱい
(60〜80g)

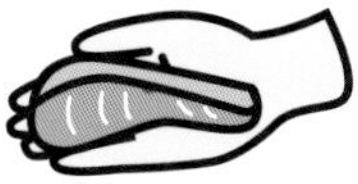

2点

小魚
(15g)

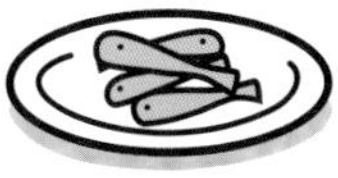

0.5点

シーフード
(30〜50g)

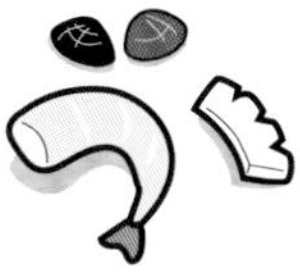

0.5点

大豆製品

納豆(1パック)

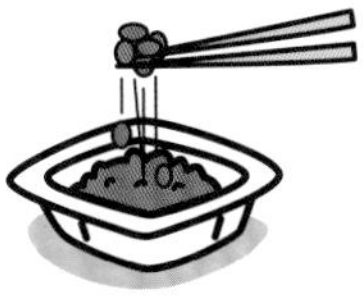

1点

豆腐
(1/4丁)

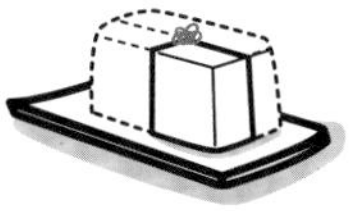

1点

豆乳
(200cc)

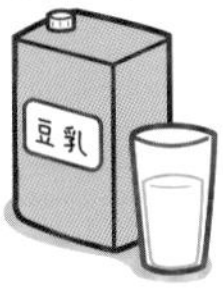

1点

乳製品

牛乳(200cc)

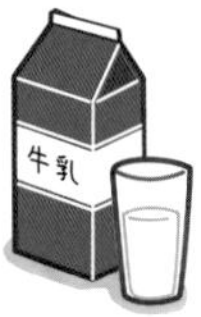

1点

ヨーグルト
(1個)

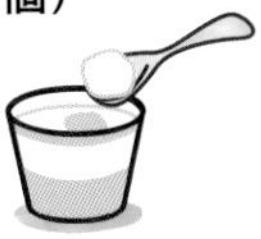

0.5点

チーズ
(1個)

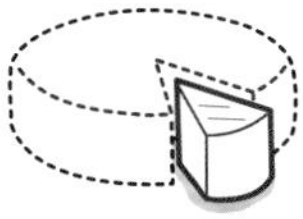

0.5点

卵

M寸
(1個)

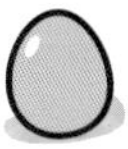

1点

調味料

みそ、しょうゆなど
(1日分90g※)

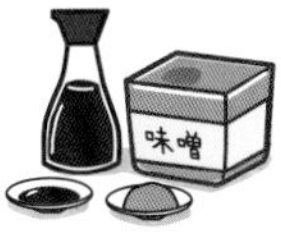

0.5点

※日本人女性の1日分の
平均摂取量

プロテイン

コップ1杯※

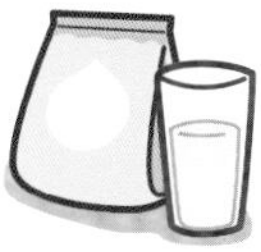

2.5点

※カーブスのプロテインです

文科省七訂増補日本食品標準成分表引用(一部、同類種の平均値で記載) 調味料は平成23年国民健康栄養調査引用

鶏肉

カロリーを抑えてたんぱく質を摂取

低脂肪な鶏肉は、
カロリーを抑えながら
たんぱく質を摂取できる食材です。
とくにささみやむね肉は、
高たんぱくで低脂質。
効率的に筋肉をつけたい方に最適です。

1人分
たんぱく点数
4点

1人分カロリー
240
kcal

1人分塩分
1.1
g

調理時間
15
分

焼いたトマトとレモンを添えて

鶏むねステーキ ガーリックソース

材料(2人分)

鶏むね肉(皮つき) …… 小1枚(220g)
塩・こしょう …… 各少々
小麦粉 …… 大さじ1/2
トマト …… 小1個
レモン …… 1/2個
サラダ油 …… 小さじ1
クレソン …… 少々

【ガーリックソース】
にんにく …… 1片
Ⓐ しょうゆ・みりん・水 …… 各大さじ1/2
サラダ油 …… 小さじ1

下ごしらえ

- 肉は身の厚い部分を叩いて厚みを均一にする
- トマトはヘタをくり抜き、横半分に切る
- にんにくはみじん切りにする
- Ⓐは混ぜておく

作り方

1 肉に塩・こしょうをすり込み、両面に小麦粉を薄くまぶす。フライパンに油を熱し、肉の皮目を下にして入れ、へらで時々押しながら強めの中火で2分ずつ両面を焼く。

2 再度肉を裏返し、空いたところに切り口を下にしたトマトとレモンを入れ、もう2分焼き、皿に盛る。

3 ソースを作る。油、にんにくを同じフライパンに入れ中火にかける。香りが立ってにんにくが薄く色づいたらⒶを加える。軽く煮詰めたら肉にかける。クレソンを添える。

ポイント　焼いたレモンはしっかり搾ってかけてくださいね。レモンは加熱することで酸味、香りが立つんですよ。

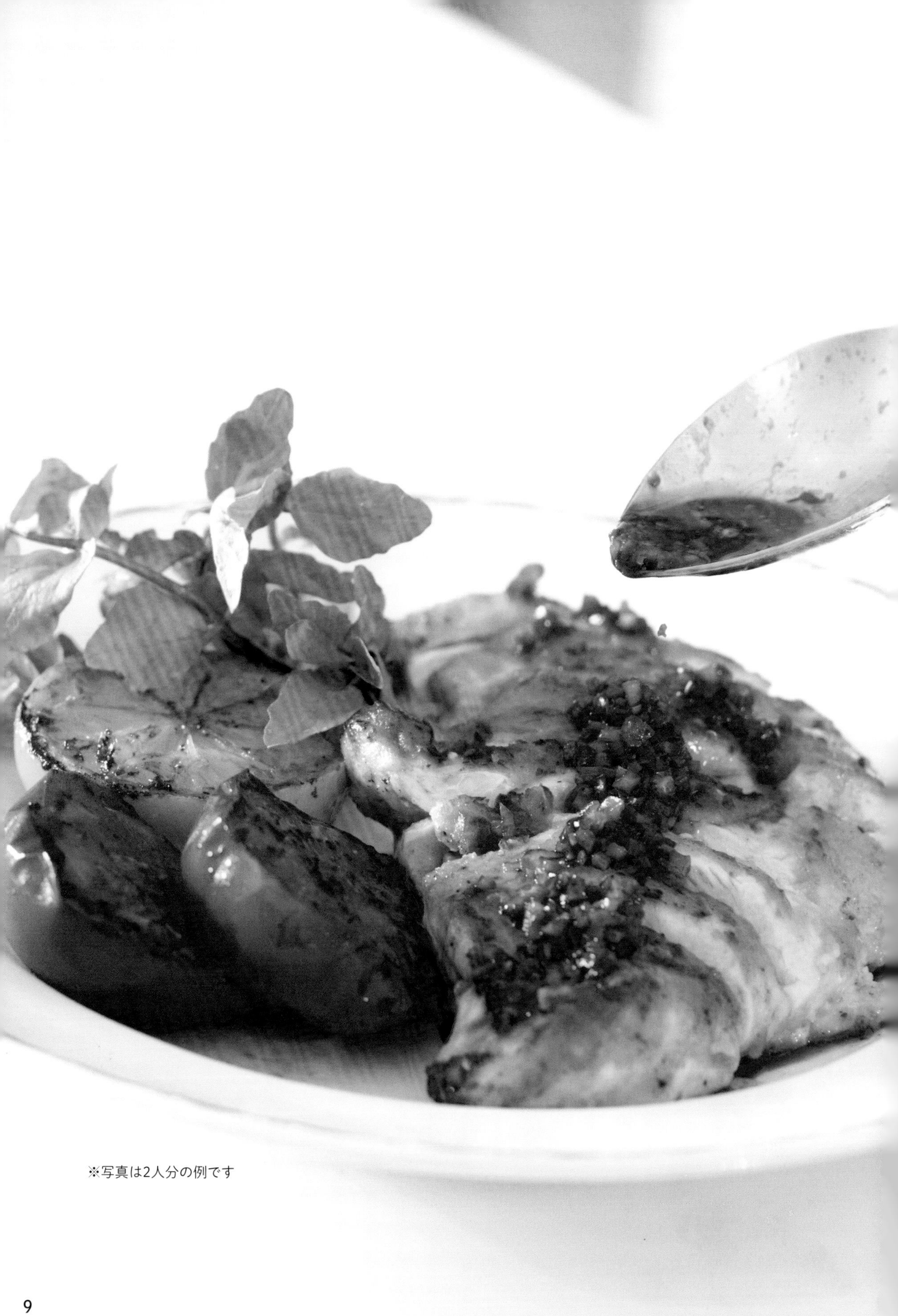

※写真は2人分の例です

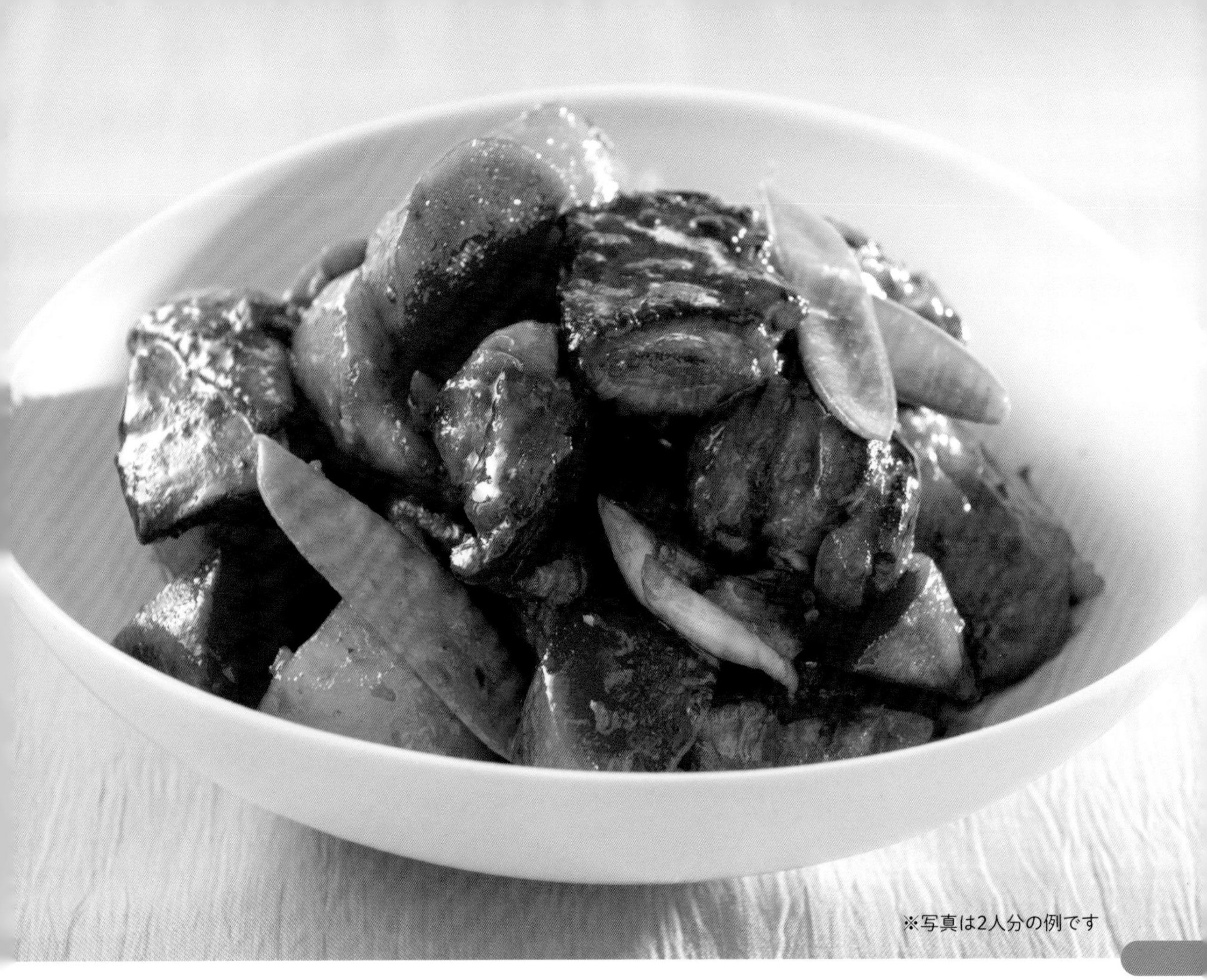

※写真は2人分の例です

1人分
たんぱく点数
3点

1人分カロリー
370
kcal

1人分塩分
2.1
g

調理時間
15
分

栄養たっぷりでジューシーな鶏ももの肉じゃが

鶏じゃが

材料(2人分)

鶏もも肉(皮つき)
……… 小1枚(220g)
Ⓐ しょうゆ・酒・片栗粉
……… 各小さじ1
じゃがいも…… 小2個(200g)
にんじん……… 1/3本
にんにく……… 1片
だし汁……… 1/2カップ
Ⓑ しょうゆ・酒…各大さじ1
　 砂糖……… 小さじ2
絹さや……… 6枚
サラダ油……… 小さじ1

下ごしらえ

・肉は身側の厚い部分に切り目を入れ、余分な脂を取り除き、ひと口大に切る
・じゃがいも、にんじんはひと口大の乱切りに、じゃがいもはさっと洗う
・にんにくは叩きつぶす。絹さやは筋を取る

作り方

1 フライパンに油を中火で熱し、Ⓐをもみ込んだ肉の表面にこんがり焼き目をつける。

2 1にじゃがいも、にんじん、にんにくを加えて炒め、油が回ったら、だし汁を加え、フタをして弱めの中火で5分煮る。

3 Ⓑを加え、フタをして煮汁がほとんどなくなるまで煮たら、仕上げに絹さやを加え、1分煮る。

ポイント　鶏肉に片栗粉をもみ込んでしっかりまぶしてくださいね。煮込まなくても味がよく絡むようになります。

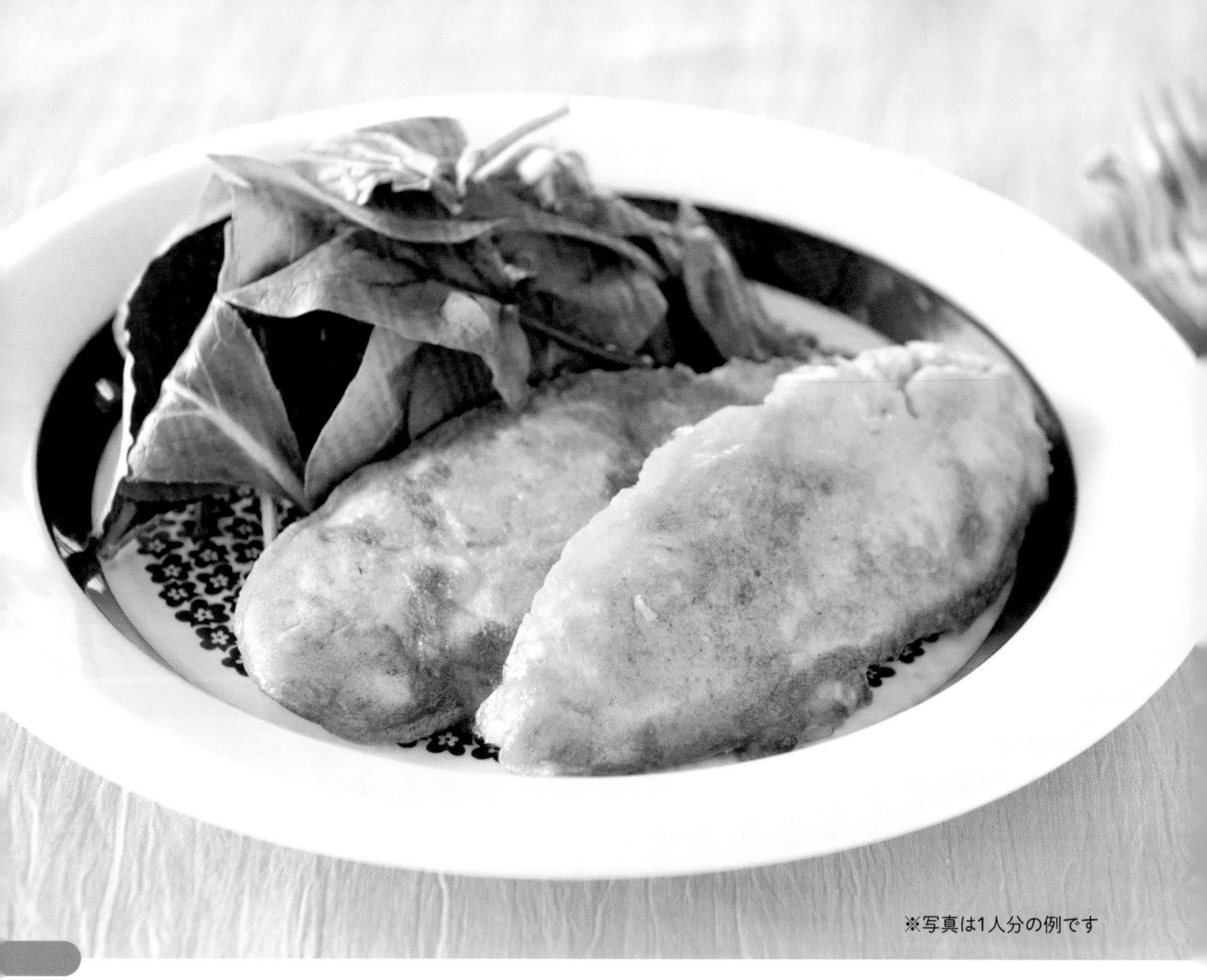

※写真は1人分の例です

1人分
たんぱく点数
4点

1人分カロリー
180
kcal

1人分塩分
1.0
g

調理時間
10
分

卵の衣でお肉がやわらか

しっとりチキンピカタ

材料(2人分)

鶏ささみ……4本(160g)
塩・こしょう……各少々
小麦粉……大さじ1/2
A
- 卵……1個
- 粉チーズ……大さじ1と1/2
- 塩・こしょう……各少々

ベビーリーフ……1パック
サラダ油……大さじ1/2

下ごしらえ

・ささみは筋があれば除き、叩いて厚みを均一にする
・Aは混ぜておく

作り方

1 ささみに塩・こしょうを振り、小麦粉を両面に薄くまぶす。

2 フライパンに油をひき、1にAを絡めて入れてから火をつけ、中火で両面を2分ずつ焼く。ベビーリーフを添える。

ポイント　フライパンに素材を入れてから火をつけることでゆっくり火が通り、鶏ささみのパサつきが抑えられます。

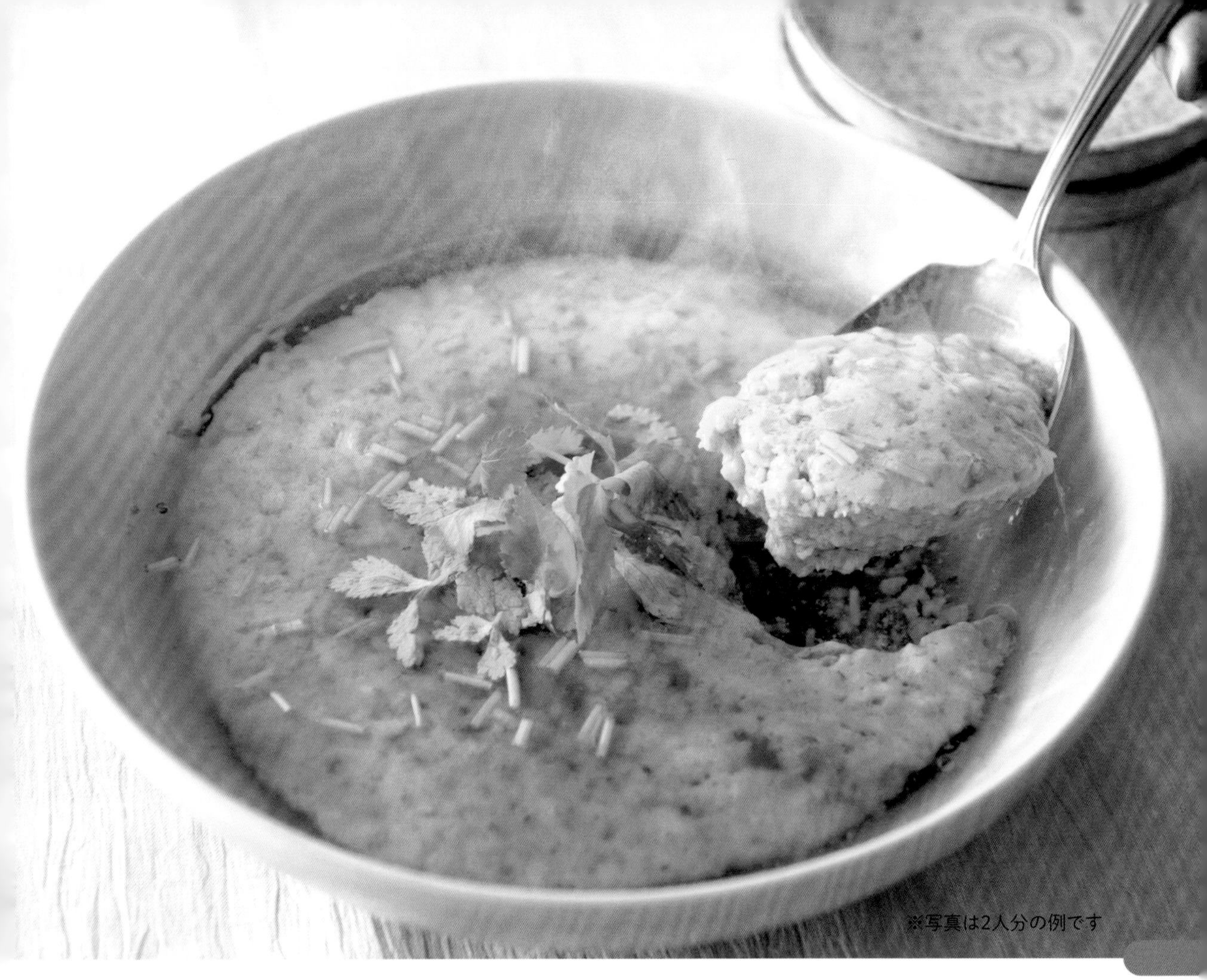

※写真は2人分の例です

1人分
たんぱく点数
3.5点

電子レンジでふっくらやわらか

鶏ひき肉ととろろのレンジ蒸し

レンジレシピ

1人分カロリー
300 kcal

1人分塩分
2.0 g

調理時間
15分

材料（2人分）

鶏ひき肉		200g
Ⓐ	しょうゆ・酒	各小さじ2
Ⓐ	おろししょうが	小さじ1
長いも		100g
卵		1個
Ⓑ	だし汁	3/4カップ
Ⓑ	柚子こしょう	小さじ1/2
Ⓑ	しょうゆ	小さじ1
Ⓑ	みりん	小さじ2
Ⓑ	片栗粉	大さじ1/2
三つ葉		少々

下ごしらえ

・長いもは皮をむいてすりおろす

作り方

1 耐熱ボウル（または耐熱性の器）にひき肉とⒶを入れ、箸でしっかりと混ぜ、10分置く。長いも、卵を加え、混ぜる。

2 1にラップをふんわりかけ、600Wの電子レンジで5分半加熱し、そのまま2分蒸らす。

3 鍋にⒷを入れ、火にかけ、混ぜながら煮立て、とろみをつける。2にかけて三つ葉を散らす。

ポイント　粘りを出さないように箸で混ぜるのがポイント。あんを作るときは、必ず火を入れる前に混ぜてくださいね。

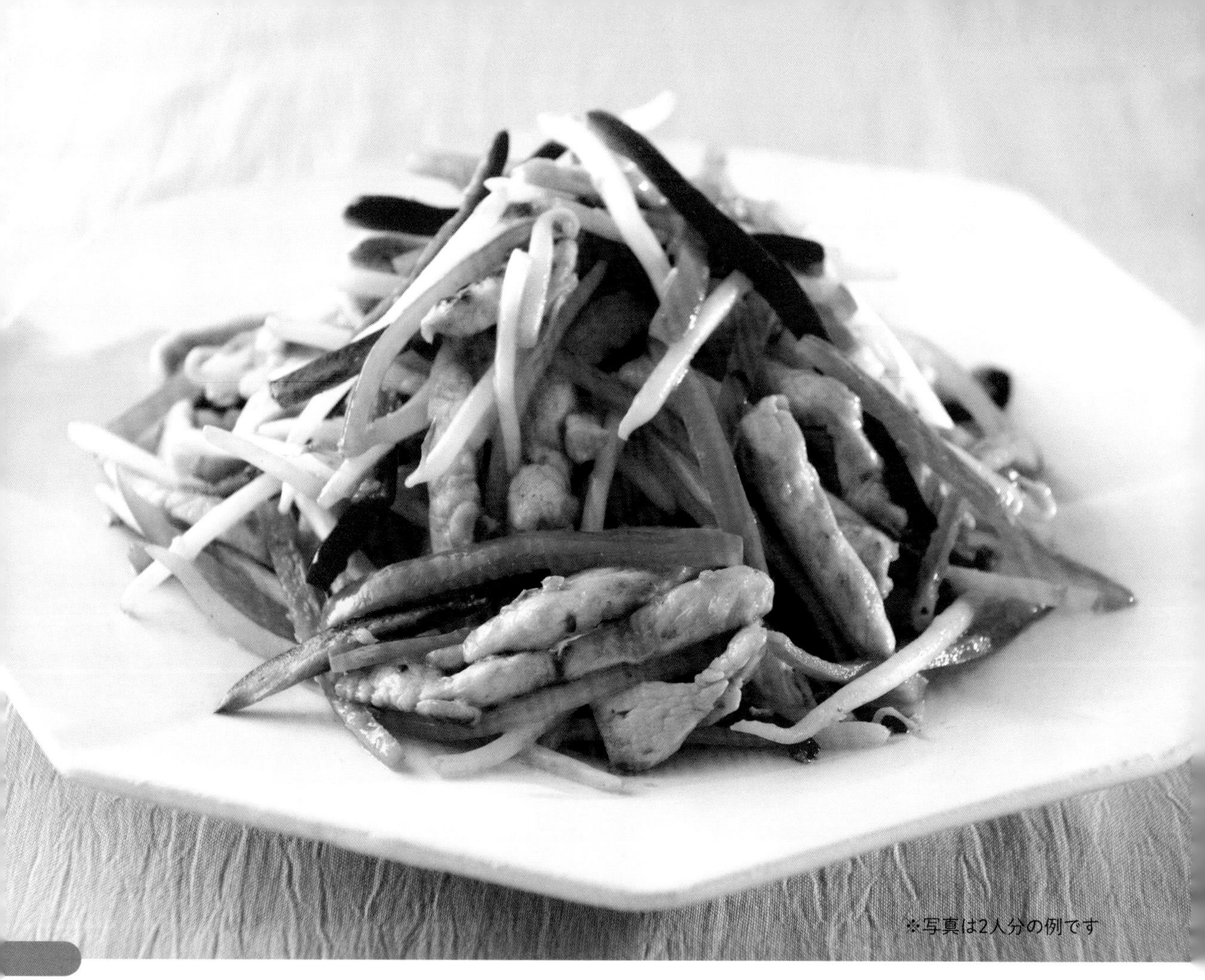

※写真は2人分の例です

1人分
たんぱく点数
4点

1人分カロリー
170
kcal

1人分塩分
2.3
g

調理時間
10
分

ピーマン、赤ピーマンでビタミンCもしっかり摂取

鶏肉の塩チンジャオ

材料(2人分)

鶏むね肉(皮なし)……1枚(200g)
Ⓐ しょうゆ……大さじ1/2
Ⓐ 酒・片栗粉……各小さじ1
ピーマン……1個
赤ピーマン……1個
もやし……1/2袋
Ⓑ 塩……小さじ1/2
Ⓑ こしょう・おろししょうが……各少々
サラダ油……大さじ1/2

下ごしらえ

・肉は長さ5〜6cm、幅7〜8mmの棒状に切る
・ピーマンと赤ピーマンは縦半分に切り、ヘタ、タネを除き細切りにする

作り方

1 フライパンに油を熱し、Ⓐをもみ込んだ肉を炒める。

2 肉がほぐれて火が通ったら、ピーマン、赤ピーマン、もやしを加え、油が回るまで炒め、Ⓑを加えて味をととのえる。

ポイント もやしを使うことで食感が楽しめ、火の通りも早くなります。丼にしてもおいしいですよ。

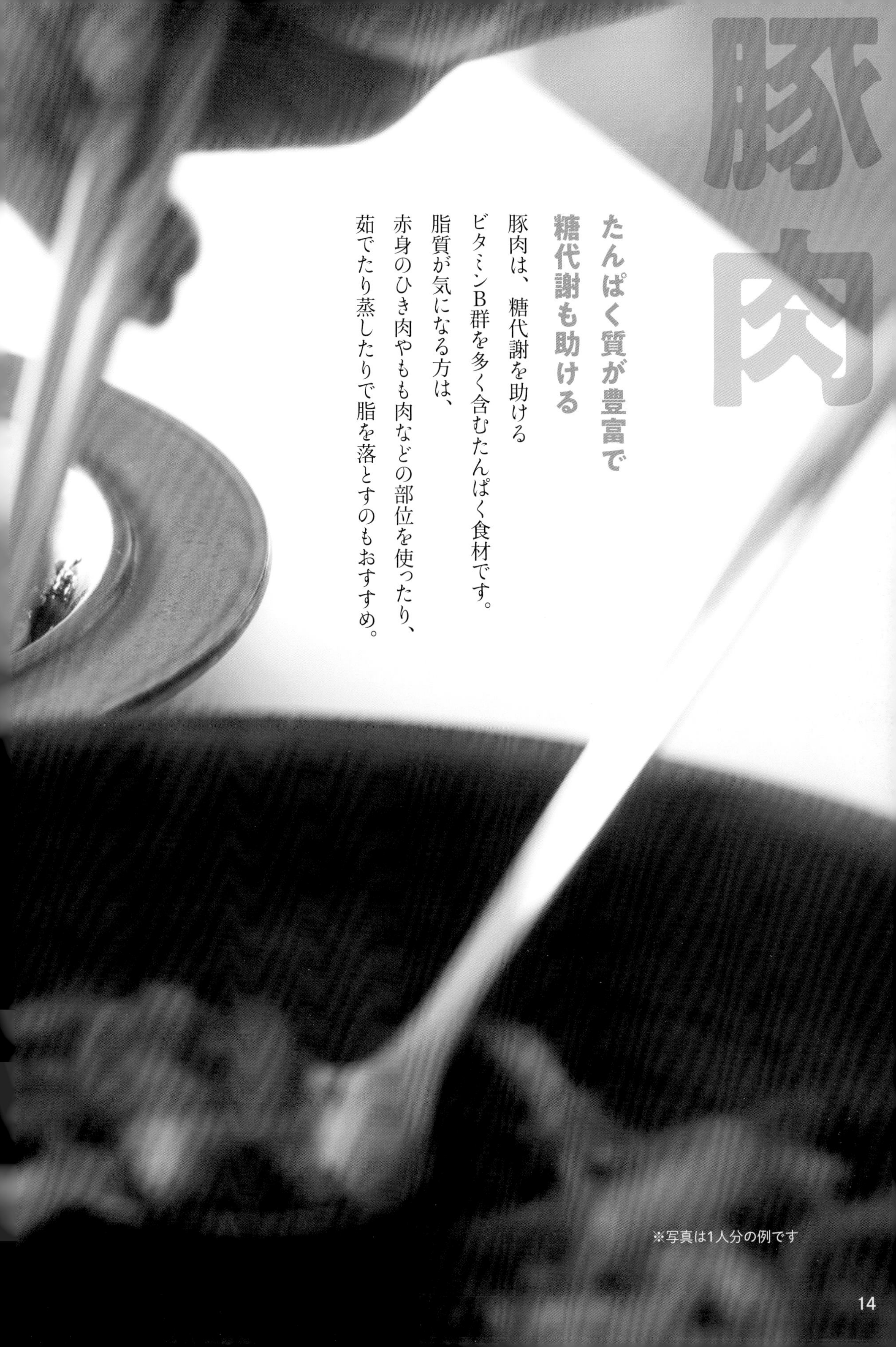

豚肉

たんぱく質が豊富で
糖代謝も助ける

豚肉は、糖代謝を助ける
ビタミンB群を多く含むたんぱく食材です。
脂質が気になる方は、
赤身のひき肉やもも肉などの部位を使ったり、
茹でたり蒸したりで脂を落とすのもおすすめ。

※写真は1人分の例です

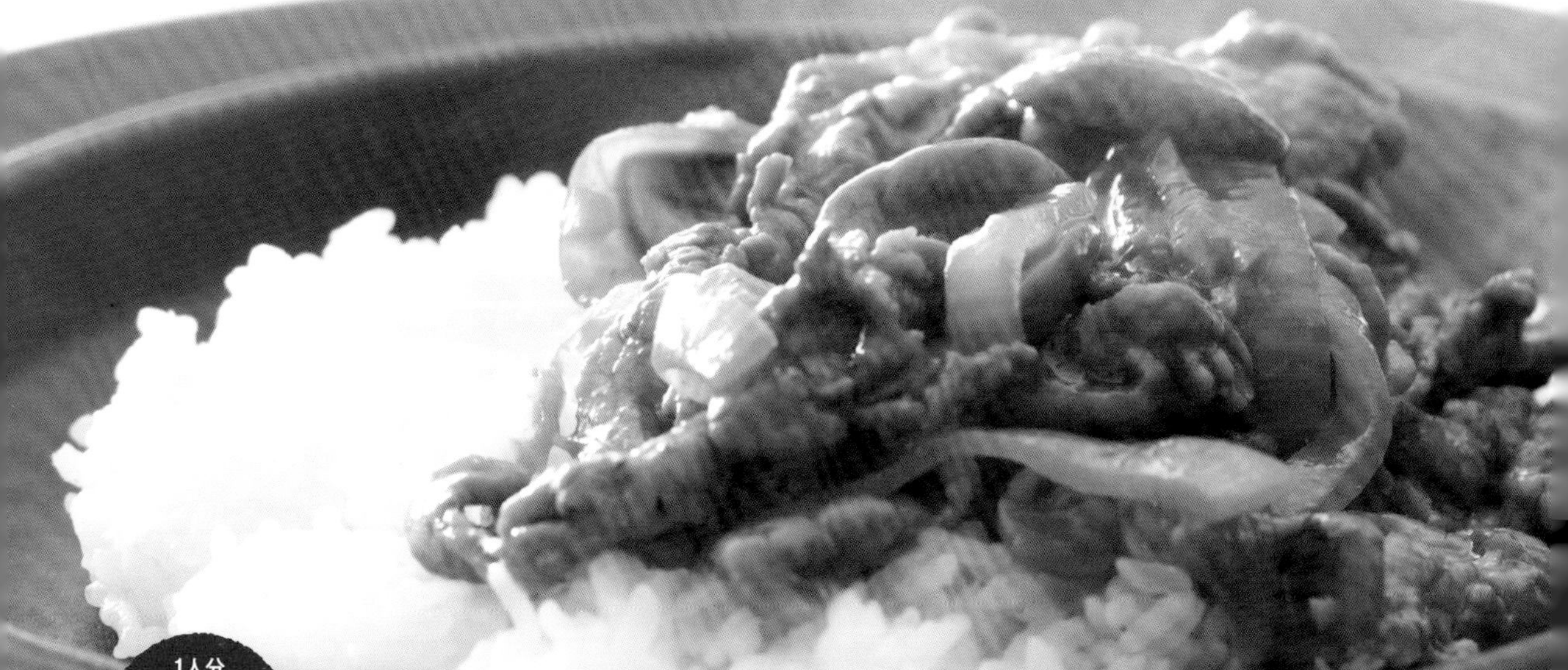

1人分たんぱく点数 3点

1人分カロリー 610 kcal

1人分塩分 1.9 g

調理時間 15分

小麦粉を使わず家にある調味料で作れる

お手軽ハッシュドポーク風

材料(2人分)

- 豚こま切れ肉……200g
- 塩・こしょう……各少々
- にんにく……1片
- たまねぎ……1/2個
- マッシュルーム(白)……1パック
- 白ワイン……大さじ2
- Ⓐ
  - トマトケチャップ……大さじ2
  - 中濃ソース……大さじ1
  - オイスターソース…大さじ1/2
  - 水……1/2カップ
- バター……5g
- ご飯……2膳分(300g)
- パセリ(お好みで)……少々
- サラダ油……小さじ1

下ごしらえ

・にんにくはみじん切りにする。たまねぎは横5mm幅に切り、マッシュルームはうす切りにする

作り方

1 フライパンに油を熱し、にんにく、たまねぎを炒め、しんなりしたら塩・こしょうを振った肉を加え、色が変わるまで炒める。

2 1にマッシュルームを入れ、ひと混ぜしてからワインを加える。アルコールがとんだらⒶを加えてフタをして、3〜4分中火でとろりとするまで煮る。仕上げにバターを加える。

3 器にご飯を盛り、2をかけてお好みでパセリ(みじん切り)を散らす。

ポイント 小麦粉を使わずに調味料でとろみをつけます。バターは最後に加えることで、少量でも香り豊かに。

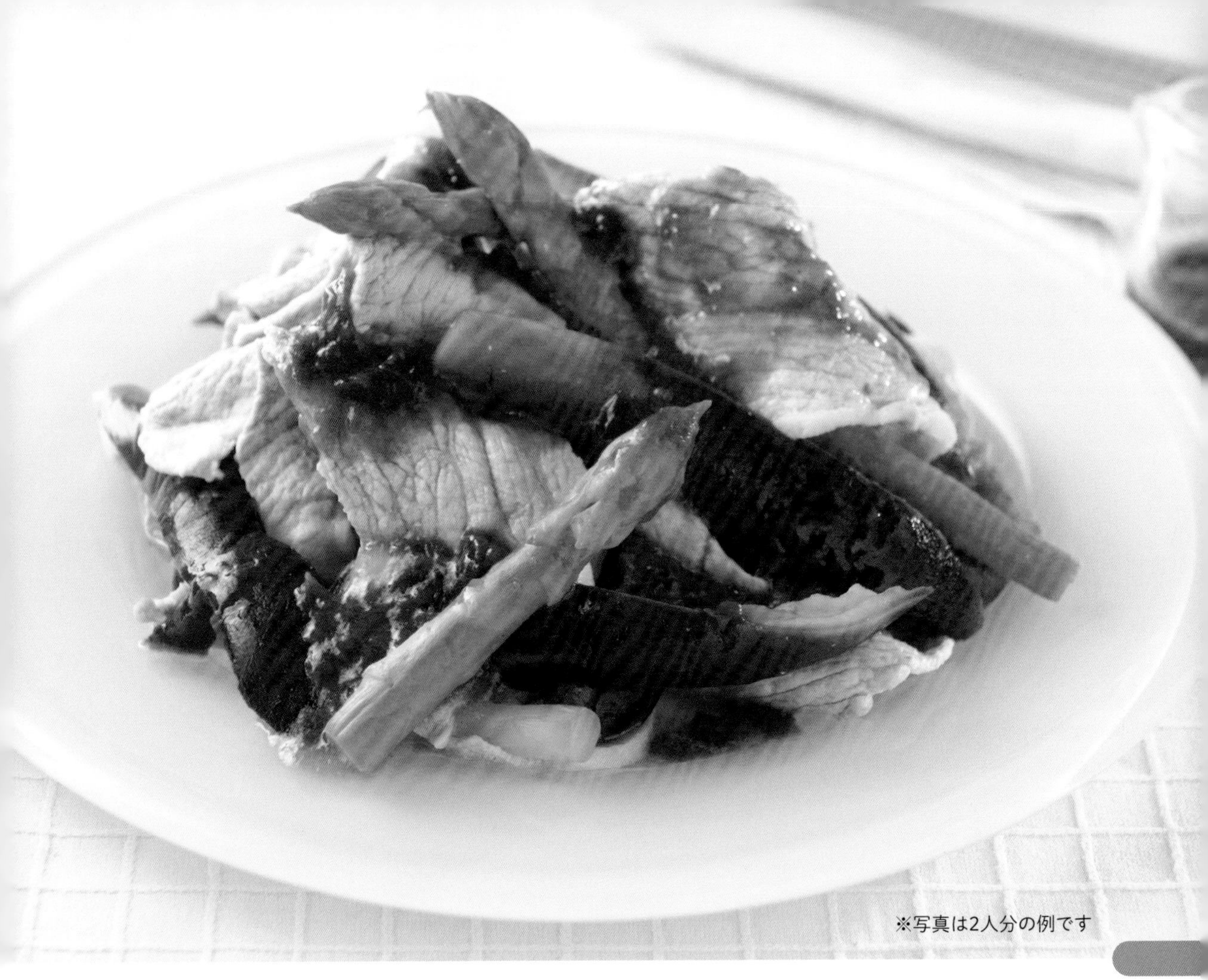

※写真は2人分の例です

1人分
たんぱく点数
3.5点

鍋ひとつで素材を茹でればできあがり

豚しゃぶサラダ 梅肉ソース

1人分カロリー
260
kcal

1人分塩分
1.3
g

※低塩タイプの
梅干しを使用

調理時間
15
分

材料(2人分)

豚ももうす切り肉……200g
マヨネーズ……大さじ1
グリーンアスパラ……1束
なす……2本
塩……少々

Ⓐ
- 梅肉……大さじ1
- しょうゆ・ごま油……各大さじ1/2
- 砂糖……小さじ1
- おろしにんにく……少々
- 水……大さじ1と1/2

下ごしらえ

・肉にマヨネーズをもみ込む
・アスパラは下の硬い皮をむき、長さ3〜4等分に切る
・なすは縦8等分に切る
・Ⓐは混ぜておく

作り方

1 熱湯に塩を加え、なすを入れ、3〜4分茹でる。アスパラも加え1分茹で、ともにざるにあげる。なすはへらなどで軽く押さえて水けをしぼる。

2 同じ湯に肉を入れ、中火で色が変わるまで茹で、ざるにあげる。

3 器に1、2を盛り、Ⓐをかける。

ポイント　梅に含まれているクエン酸には疲労回復効果があるので、疲れているときにおすすめです。

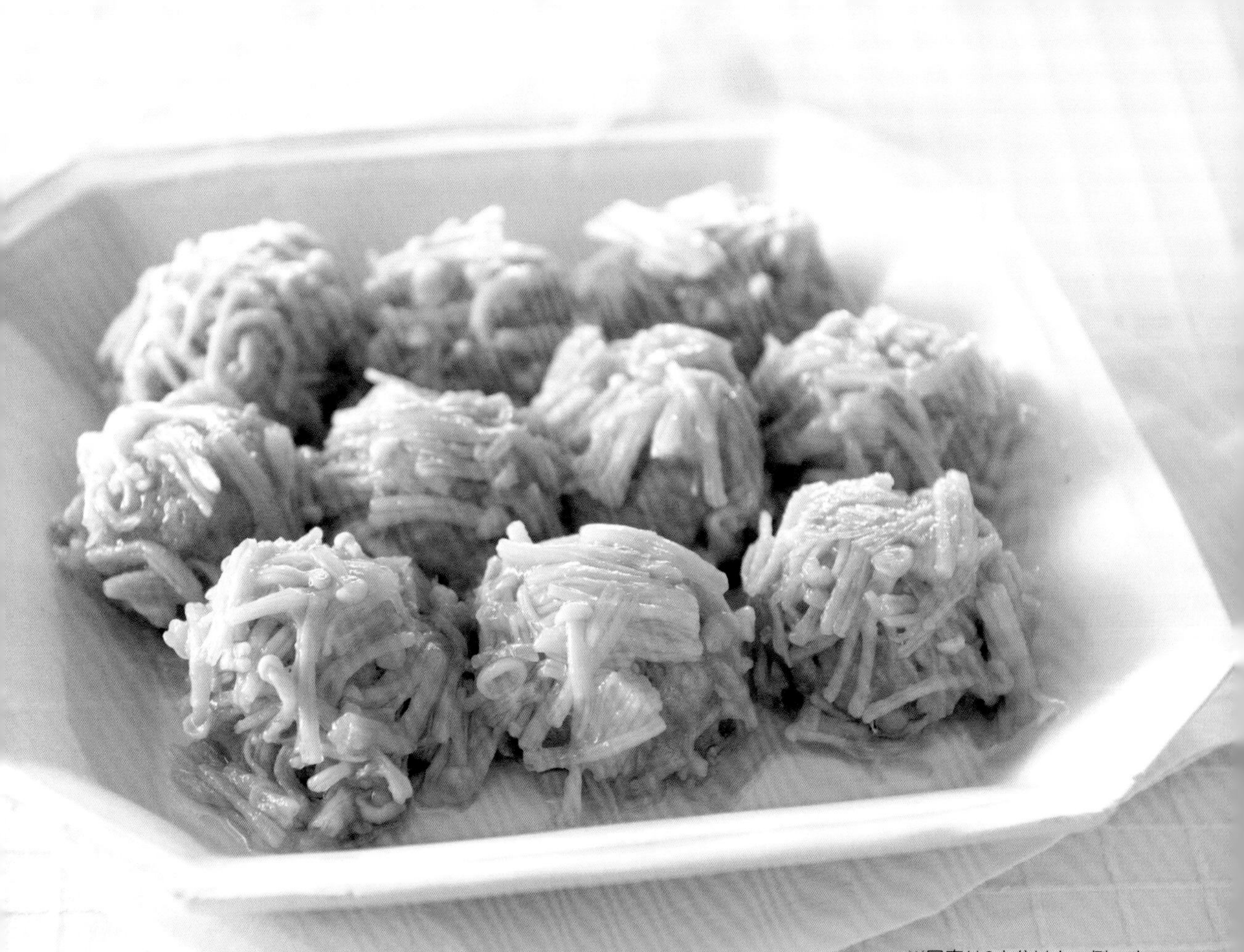

※写真は2人分以上の例です

1人分
たんぱく点数
3点

1人分カロリー
330
kcal

1人分塩分
0.6
g

調理時間
15
分

皮をえのきにして糖質控えめ

えのきのレンジしゅうまい

レンジレシピ

材料(2人分)

豚ひき肉……………………200g

Ⓐ
- おろししょうが…小さじ1
- 酒………………大さじ1/2
- しょうゆ…………小さじ1
- 砂糖…………小さじ1/2
- ごま油…………小さじ1

たまねぎ………………1/2個
片栗粉(たまねぎ用)
………………………大さじ1
えのき……… 小1袋(100g)
片栗粉………………………適量

下ごしらえ

・たまねぎはみじん切りにし、キッチンペーパーに包んで水気を取る
・えのきは長さを3等分に切り、ほぐす。手でもんでしんなりさせる

作り方

1 ひき肉にⒶを上から順番に加え、その都度よく混ぜる。たまねぎに片栗粉をまぶして加え混ぜ、8等分に丸める。

2 1に片栗粉を茶こしなどで薄くまぶし、えのきをまぶしつけてぎゅっとにぎる。

3 耐熱皿に2を少し離して並べ、ふんわりとラップをかけ、600Wの電子レンジで8分加熱し、そのまま2分蒸らす。酢、しょうゆ、練りからしなどお好みで添える。

ポイント　きのこは水分が多く電子レンジ向きの食材です。タネにつきにくいときは、手を水で濡らしてください。

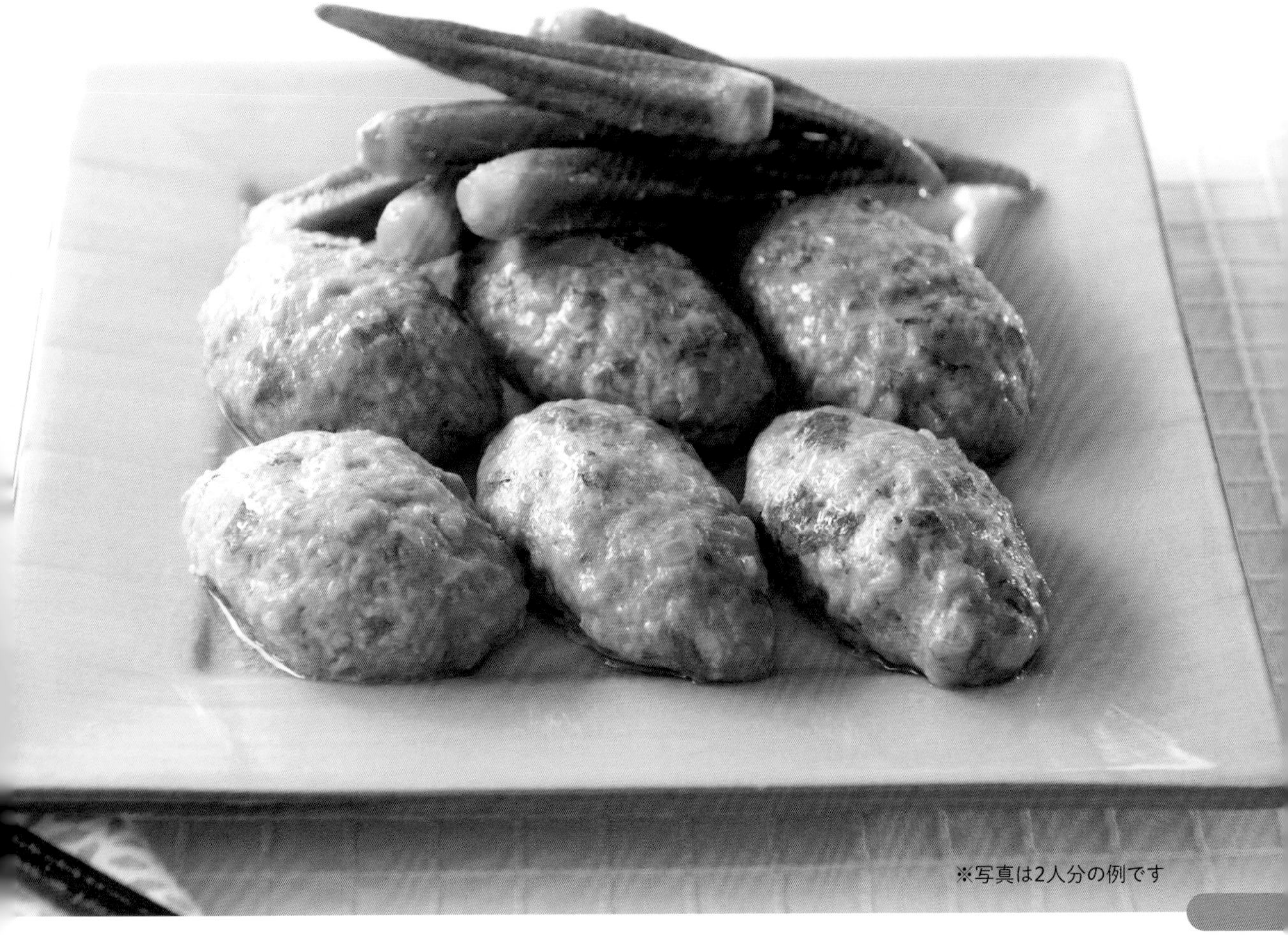

※写真は2人分の例です

1人分
たんぱく点数
3.5点

しそとしょうがの香りがアクセント

レンジで簡単しそつくね

レンジレシピ

1人分カロリー
320
kcal

1人分塩分
2.1
g

調理時間
15
分

材料(2人分)

- 豚ひき肉……200g
- Ⓐ
  - たまねぎ……1/4個
  - おろししょうが・しょうゆ・酒……各小さじ1
  - 卵……1個
  - 塩……小さじ1/3
  - 片栗粉……大さじ1
  - 青じそ……10枚
- オクラ……10本
- 塩……少々

下ごしらえ

- ・オクラはガクをむき、数ヵ所に穴をあけ、塩を少々振る
- ・たまねぎはみじん切りにする
- ・青じそは粗みじん切りにする

作り方

1 ひき肉にⒶを加え、練り混ぜ、6等分にして平らな円形に形づくる。

2 耐熱皿に1を少し離して並べ、すきまにオクラをのせる。ふんわりとラップをかけ、600Wの電子レンジで7分加熱し、そのまま2分蒸らす。

ポイント　オクラに穴をあけておくことで破裂防止になります。つくねにしっかり味つけするのでタレなしでOK。

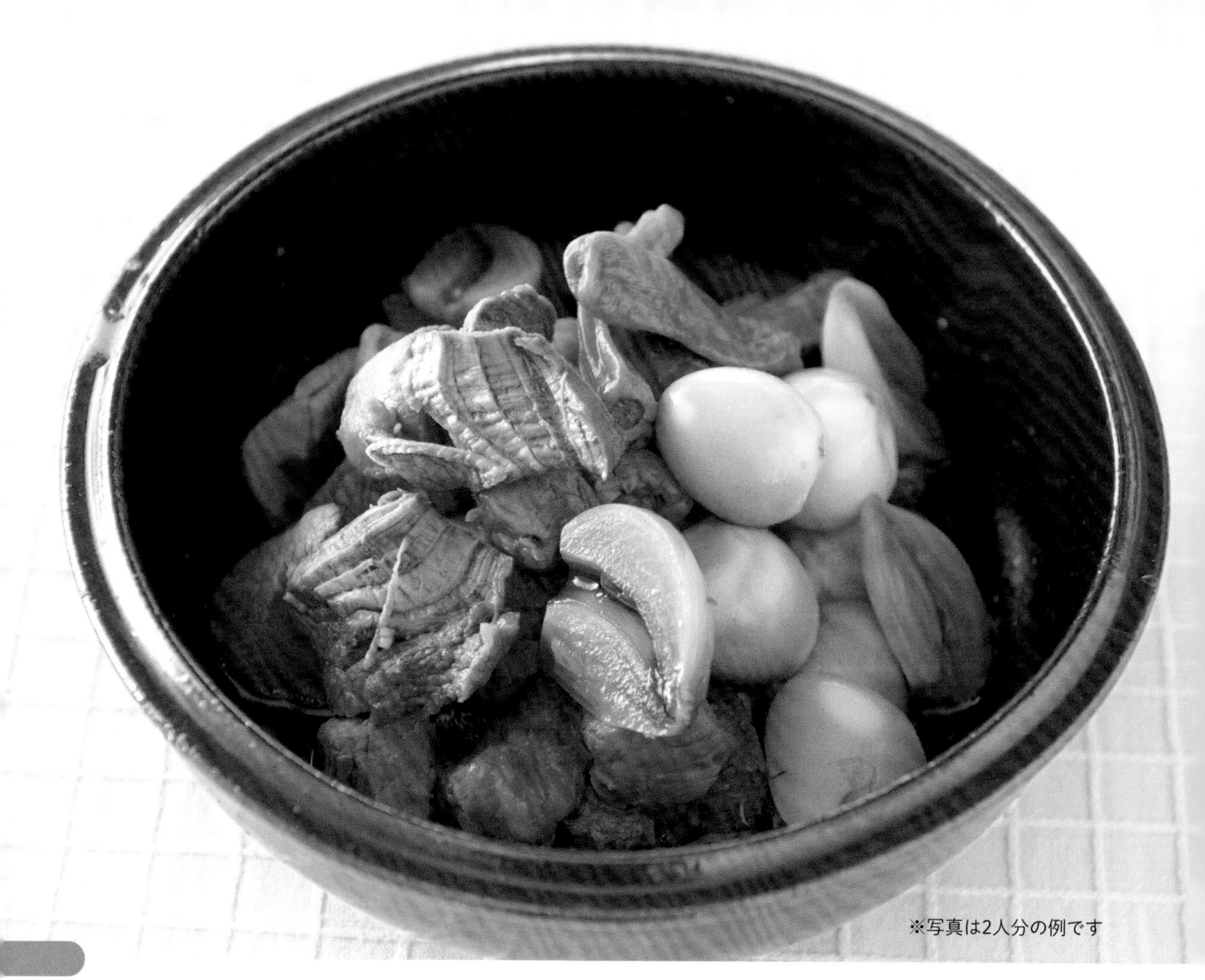

※写真は2人分の例です

1人分
たんぱく点数
4点

1人分カロリー
210
kcal

1人分塩分
2.2
g

調理時間
15
分

しっかりした味つけで、冷めてもおいしい

豚ひれ肉のにんにくしょうゆ煮

材料(2人分)

豚ひれ肉 ………… 180g
にんにく ………… 4片
Ⓐ しょうゆ…大さじ1と1/2
Ⓐ みりん ………… 小さじ2
ししとう ………… 10本
うずらの卵(水煮)…… 6個

下ごしらえ

・肉は縦半分に切ってから3～4cmの長さに切る
・にんにくは縦半分に切り、芯を取り除く
・ししとうはヘタを取る

作り方

1 直径16cmくらいの鍋に、肉、にんにく、Ⓐを入れ、フタをして強火にかける。

2 煮立ったら弱めの中火にし、ししとうを加え、時々上下を返しながら6～7分煮る。

3 火を止め、うずらの卵を入れ、フタをして時々上下を返しながら、しばらく置く。冷めたら肉を食べやすく割いて器に盛る。

ポイント 7～8割火が通ったところで余熱で完成させます。鶏むね肉・ささみ・トンカツ用豚肉などでもおいしくできますよ。

column 1

年齢とともに太りやすくなったのはなぜ？

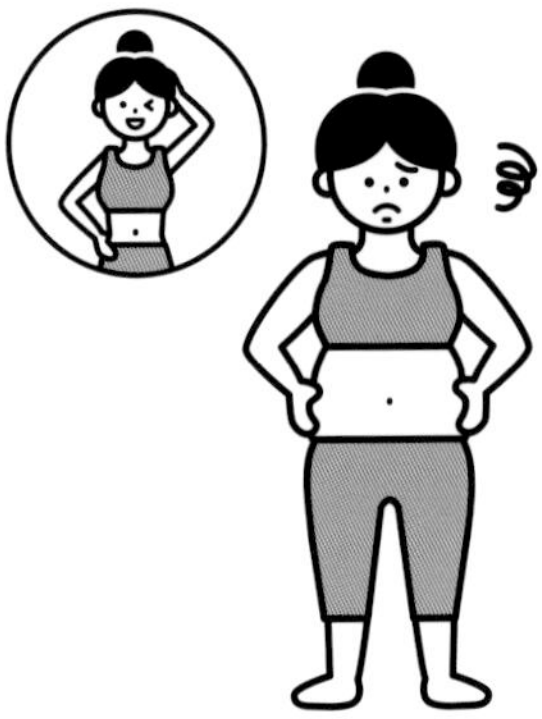

若いころに比べて「食べる量は増えていないのに、だんだん太ってきた」「食事制限をしても、なかなかやせられない」などと感じることはありませんか？　その原因は、筋肉が減ったから。

筋肉は30歳を過ぎると、年に1％ずつ減っていくともいわれています。つまり、年齢を重ねるほど太りやすくなる、体型が崩れるのは、筋肉の減少が原因なのです。

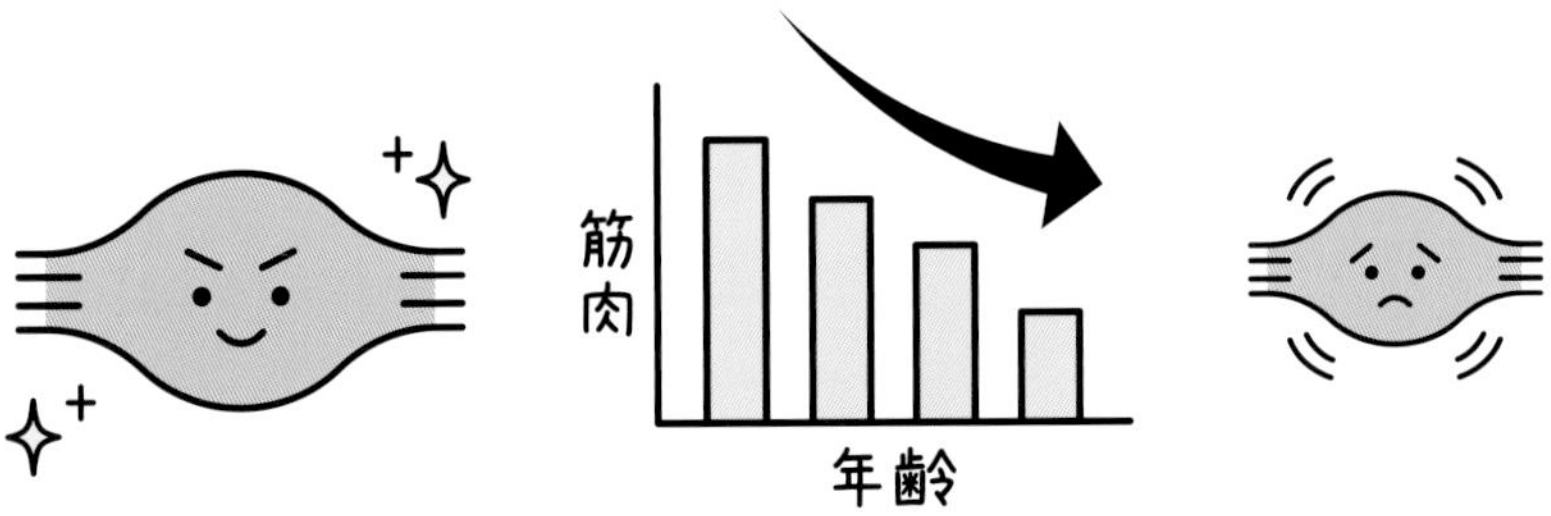

column 2

筋肉は脂肪を燃やす工場

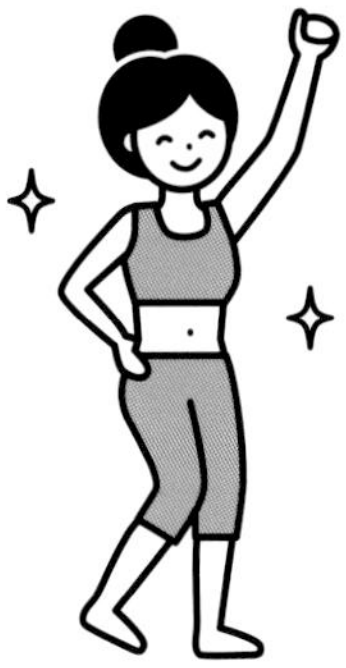

筋肉は脂肪を燃やす工場にたとえられます。筋肉工場では私たちが寝ているときでも、呼吸をしたり、体温を一定に保ったり、心臓を動かしたりするために、脂肪を燃やしてエネルギーを使っています。このエネルギーは「基礎代謝」と呼ばれ、1日に使われるエネルギーの約6割も占めています。これは、運動で使われるエネルギーよりずっと大きいのです。

　基礎代謝の大きさは、筋肉の量によって決まります。若いうちは大きな筋肉工場で脂肪をどんどん燃やせます。しかし、年齢とともに筋肉工場が小さくなるので、脂肪を燃やせなくなるのです。

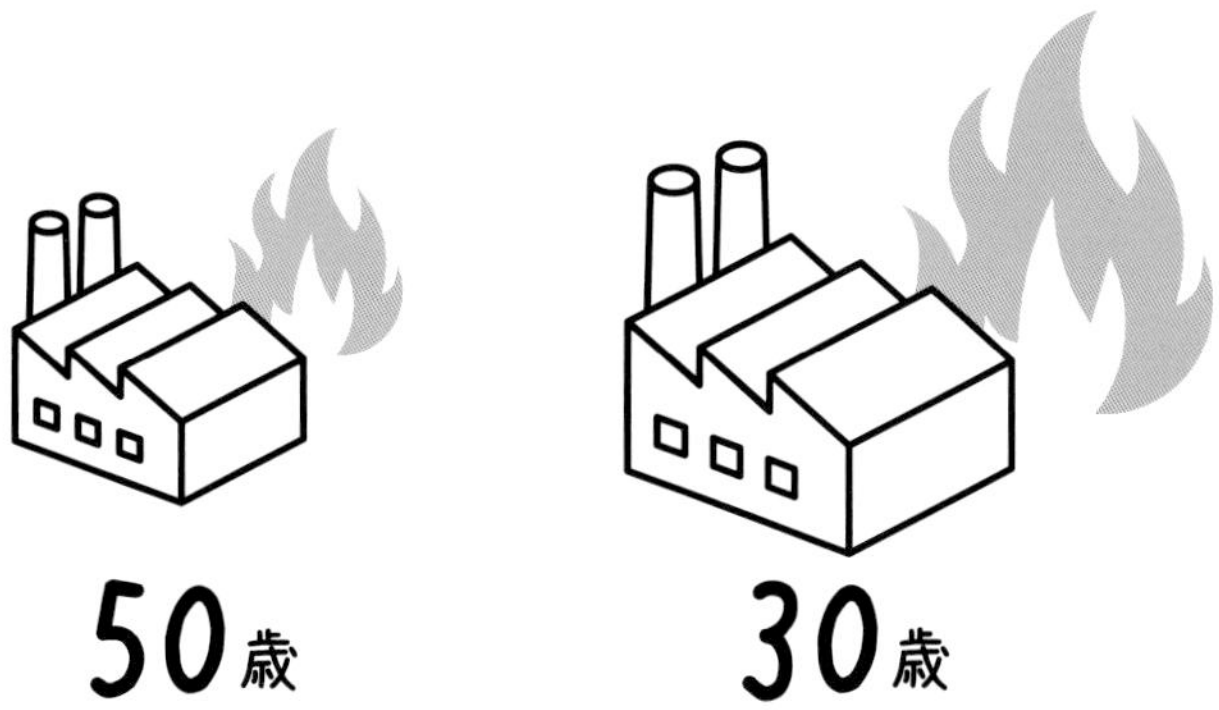

牛肉

たんぱく質と鉄分がたっぷり

牛肉には、たんぱく質はもちろん、
吸収されやすい鉄分「ヘム鉄」、
造血のビタミンとも呼ばれる
「ビタミンB12」も豊富。
貧血になりやすい女性に最適です。
脂肪が少ない赤身肉を選んで
おいしくたんぱく質を摂取しましょう。

1人分 たんぱく点数 **3点**

1人分カロリー **360** kcal

1人分塩分 **1.5** g

調理時間 **10**分

マヨネーズが牛肉しっとりのコツ

牛肉とアボカドのボリュームサラダ

材料(2人分)

- 牛肉赤身……180g
- Ⓐ マヨネーズ・酒…各大さじ1/2
- サニーレタス……2枚
- トマト……1個
- アボカド……小1個
- Ⓑ
  - たまねぎ……1/6個
  - 白ワインビネガー(または酢)……大さじ1
  - 粒マスタード……小さじ2
- Ⓒ
  - 塩・しょうゆ……各小さじ1/3
  - こしょう……少々
  - オリーブオイル……小さじ2
- 塩……少々

下ごしらえ

- 牛肉にⒶをもみ込んでおく
- アボカドは皮をむき、タネを除き、ひと口大に切る
- サニーレタスはひと口大にちぎる。トマトはひと口大のくし形に切る。たまねぎはうす切りにする

作り方

1. 熱湯に塩を入れ、肉を中火で茹で、ざるにあげる。
2. ボウルにⒷを入れて混ぜ、1～2分置き、Ⓒを加えて混ぜる。
3. 皿にレタス、トマト、アボカド、1を盛り、2をかける。

ポイント マヨネーズをもみ込むことがポイント、牛肉がしっとりします。マヨネーズは茹でたときに流れます。

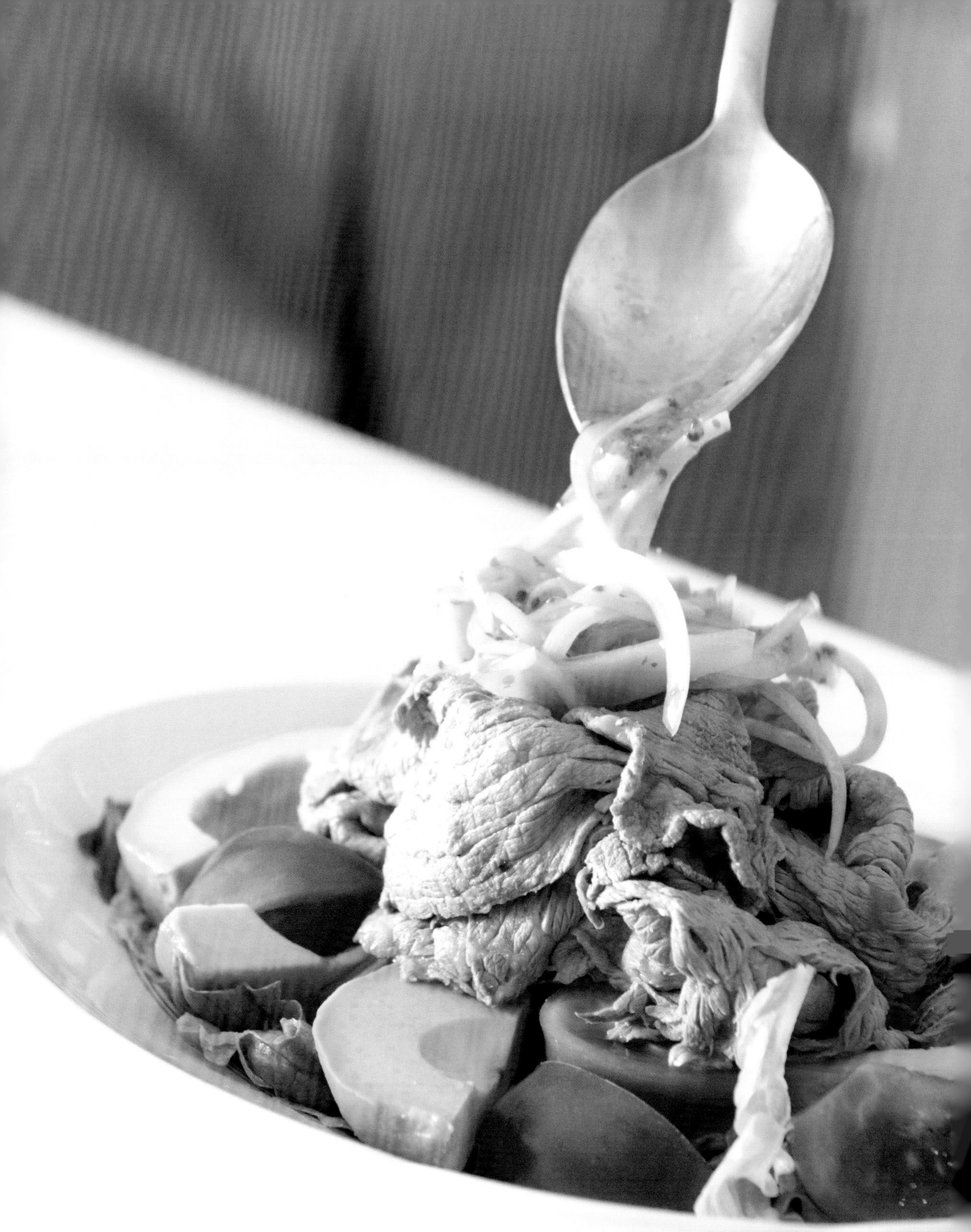

※写真は2人分の例です

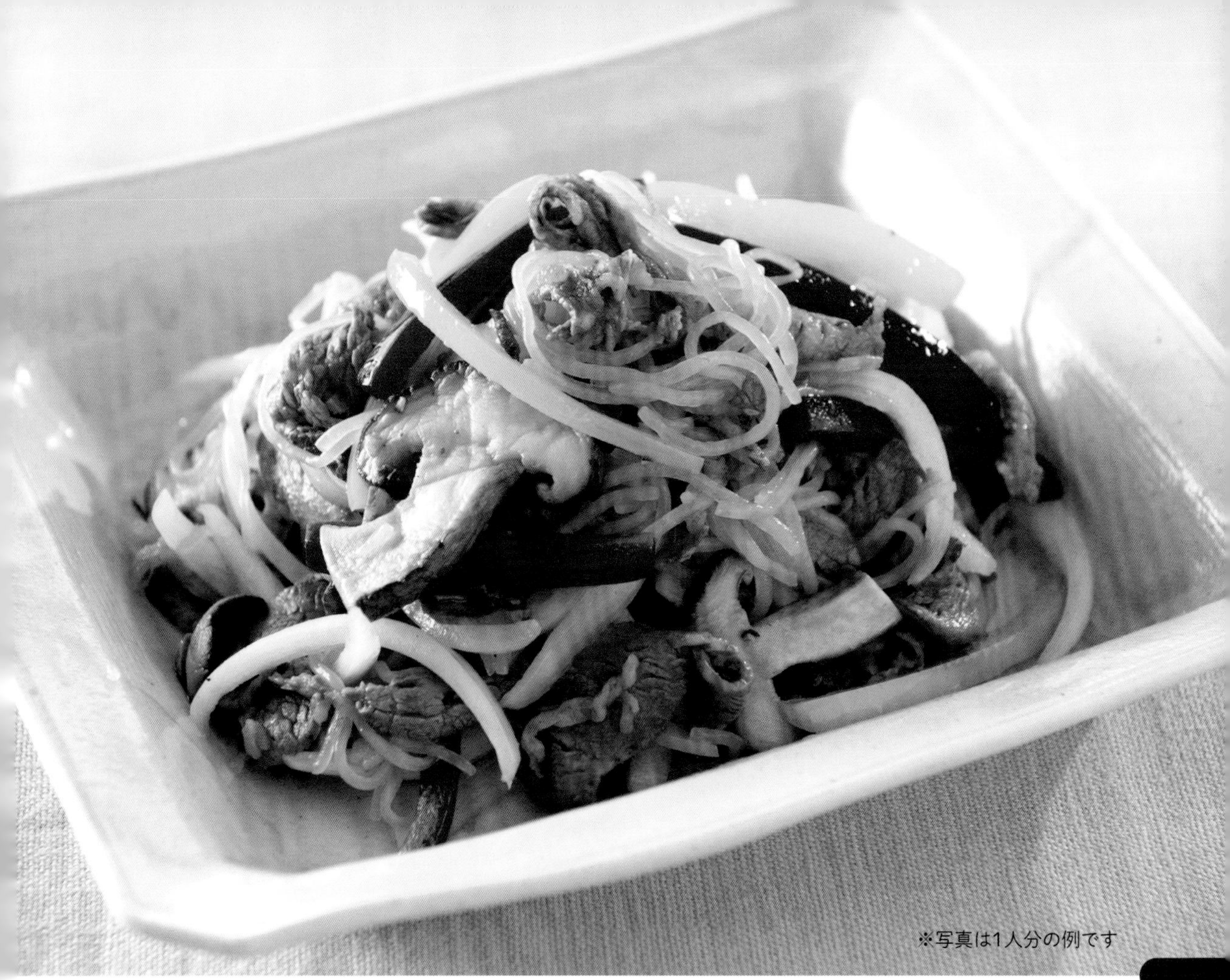

※写真は1人分の例です

1人分
たんぱく点数
3点

1人分カロリー
280
kcal

1人分塩分
2.0
g

調理時間
15
分

すべてのうまみをしらたきが吸収

しらたきの低カロチャプチェ

材料（2人分）

牛肉赤身	180g
たまねぎ	1/2個
パプリカ（赤・黄）	各1/2個
生しいたけ	2枚
塩・こしょう	少々×4
サラダ油	小さじ1/2×4
しらたき	1袋（300g）
Ⓐ しょうゆ・酒	各大さじ1/2
Ⓐ 砂糖・ごま油	各小さじ1
Ⓐ おろしにんにく	小さじ1/2

下ごしらえ

・肉は食べやすくちぎっておく
・しらたきは食べやすく切る。塩少々を振り、もみ洗い、2〜3分茹でる
・たまねぎは5mmのくし切りに、パプリカは5mmの細切りにする。しいたけはうす切りにする

作り方

1 フライパンに油小さじ1/2を熱し、たまねぎを炒め、塩・こしょうを少々振り、ボウルにうつす。パプリカ、しいたけ、肉も、同じ手順で炒め、塩・こしょうを振り、ボウルにうつす。

2 フライパンにⒶ、しらたきを入れ、水気がなくなるまで煎りつけ、1のボウルに入れて和える。

ポイント　野菜、お肉の順番で炒め、最後にうまみを全部吸わせるようにしらたきを煎ることで、おいしさがUP。

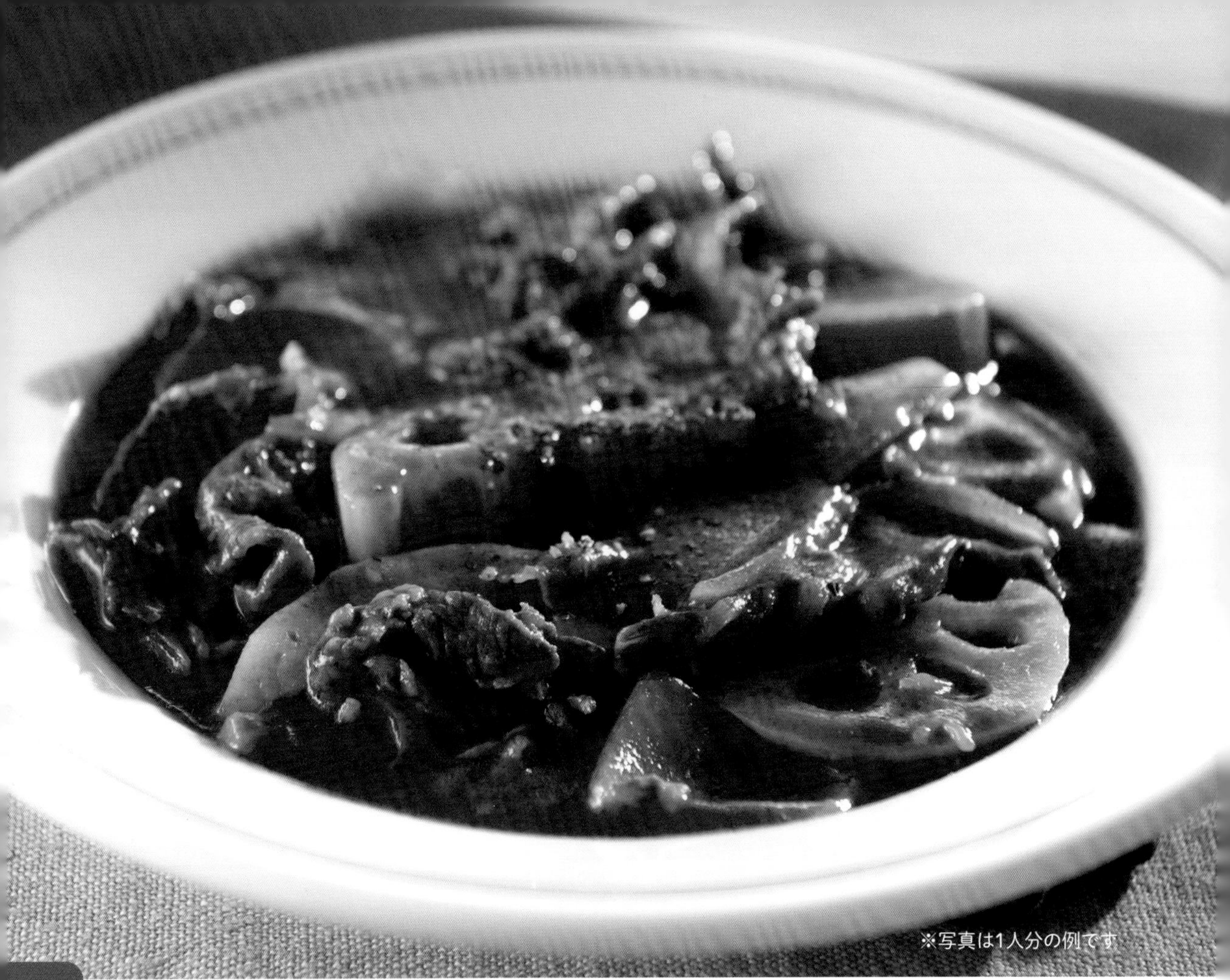

※写真は1人分の例です

1人分
たんぱく点数
3点

1人分カロリー
310
kcal

1人分塩分
2.6
g

調理時間
15
分

水煮缶よりお手軽なトマトジュースで

牛肉と根菜のお手軽シチュー

材料（2人分）

牛肉赤身	180g
Ⓐ 塩・こしょう	各少々
Ⓐ 小麦粉	大さじ1
たまねぎ	1/2個
にんじん	1/2本
れんこん	80g
Ⓑ 水	3/4カップ
Ⓑ 酒	大さじ2
トマトジュース（無塩100%）	300ml
Ⓒ 塩	小さじ1/2
Ⓒ こしょう	少々
Ⓒ オイスターソース	大さじ1/2
有塩バター	8g

下ごしらえ

・肉は食べやすくちぎっておく
・たまねぎは2cmの角切り、にんじんは厚さ1cmの輪切り、れんこんは厚さ1cmの半月またはいちょう切りにする

作り方

1 鍋にバターを溶かし、たまねぎ、にんじん、れんこん、Ⓐをまぶした肉を順に炒める。

2 油が回ったらⒷを入れフタをして6〜7分煮る。

3 2にトマトジュース、Ⓒを入れ、5〜6分煮る。お好みで黒こしょうをかけても。

ポイント　小麦粉を、お肉にまぶして炒めるとダマになりにくく、お肉もしっとりします。

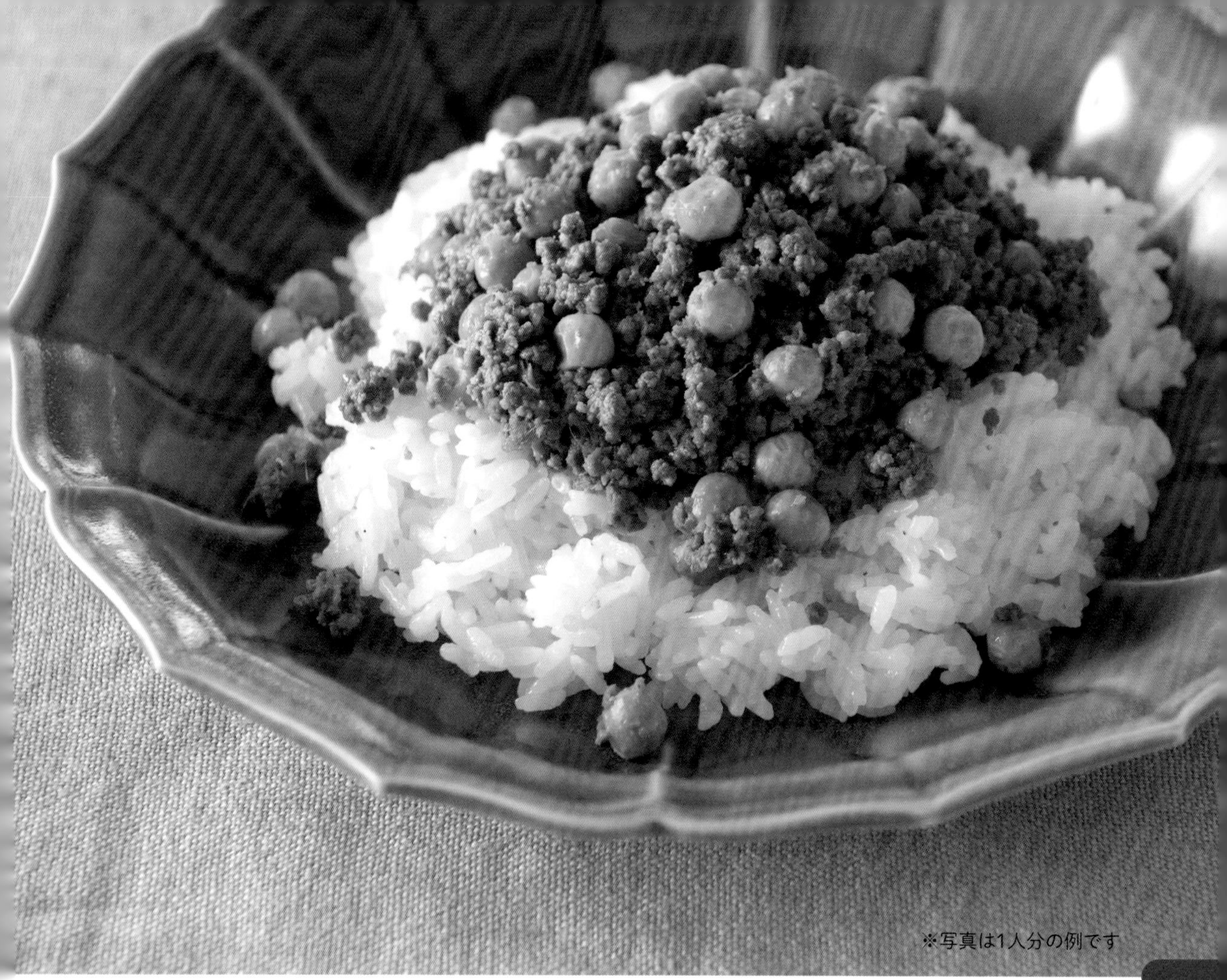

※写真は1人分の例です

1人分
たんぱく点数
3点

1人分カロリー
610
kcal

1人分塩分
1.9
g

調理時間
10
分

煮込まなくてもお肉がふわふわ

みそ風味 和風キーマカレー

材料(2人分)

合びき肉……200g
A
- たまねぎ……1/4個
- にんじん……1/4本
- おろししょうが・おろしにんにく……各小さじ1
- 酒……大さじ2

グリーンピース(冷凍)……1/2カップ
カレー粉……大さじ1
みそ……大さじ1と1/2
水……大さじ2
ご飯……2膳分(300g)

下ごしらえ

・たまねぎとにんじんはすりおろす

作り方

1 フライパンにひき肉、Aを入れ、箸で混ぜて10分置く。

2 1を中火にかけ、パラパラになるまで炒め、グリーンピース、カレー粉、みそ、水を加え、煎りつける。

3 器にご飯を盛り、2をかける。

ポイント　ひき肉に香味野菜やお酒を混ぜて置いておくことで、煮込まなくてもお肉がふわふわになります。

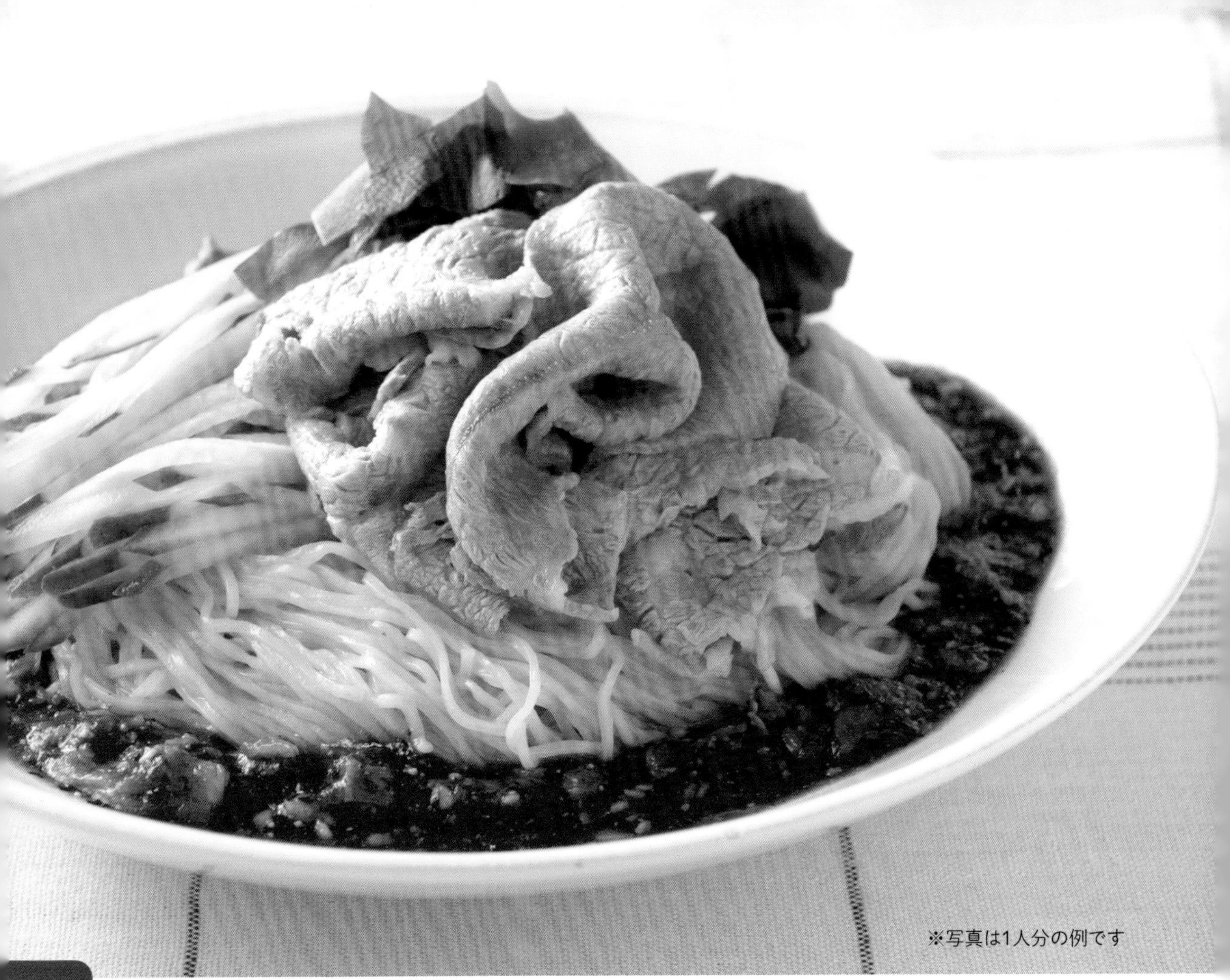

※写真は1人分の例です

1人分
たんぱく点数
2.5点

1人分カロリー
570
kcal

1人分塩分
2.5
g

調理時間
10
分

トマトとキムチの酸味がさわやか

トマトキムチのやみつき冷やし中華

材料(2人分)

牛こま切れ肉	150g
Ⓐ マヨネーズ・酒	各大さじ1/2
Ⓑ トマト	2個
Ⓑ キムチ	80g
Ⓑ しょうゆ・ごま油	各小さじ1
Ⓑ はちみつ	小さじ1/2
Ⓑ 酢	小さじ2
Ⓑ すり白ごま	小さじ1
きゅうり	1本
カットわかめ	5g
生中華麺	2玉

下ごしらえ

・肉にⒶをもみ込む
・トマトはすりおろす
・キムチはみじん切りにする
・きゅうりは斜め薄切りにしてから細切りにする
・わかめはたっぷりの水に浸して戻し、水気をきる

作り方

1 熱湯で肉を茹で、ざるにあげる。

2 次に麺を入れ表示通りに茹で、流水でもみ洗いする。

3 皿に麺を盛り、混ぜたⒷをかけ、きゅうり、わかめ、1をのせる。

ポイント 麺は冷凍うどん、そうめんや冷やしパスタにしてもいいですよ。

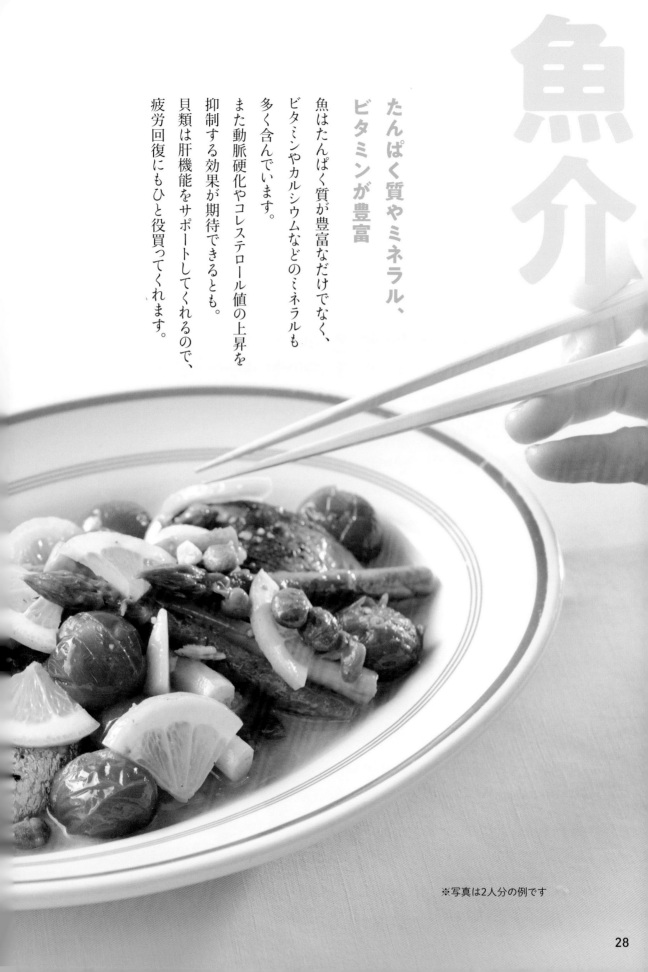

魚介

たんぱく質やミネラル、ビタミンが豊富

魚はたんぱく質が豊富なだけでなく、ビタミンやカルシウムなどのミネラルも多く含んでいます。

また動脈硬化やコレステロール値の上昇を抑制する効果が期待できるとも。

貝類は肝機能をサポートしてくれるので、疲労回復にもひと役買ってくれます。

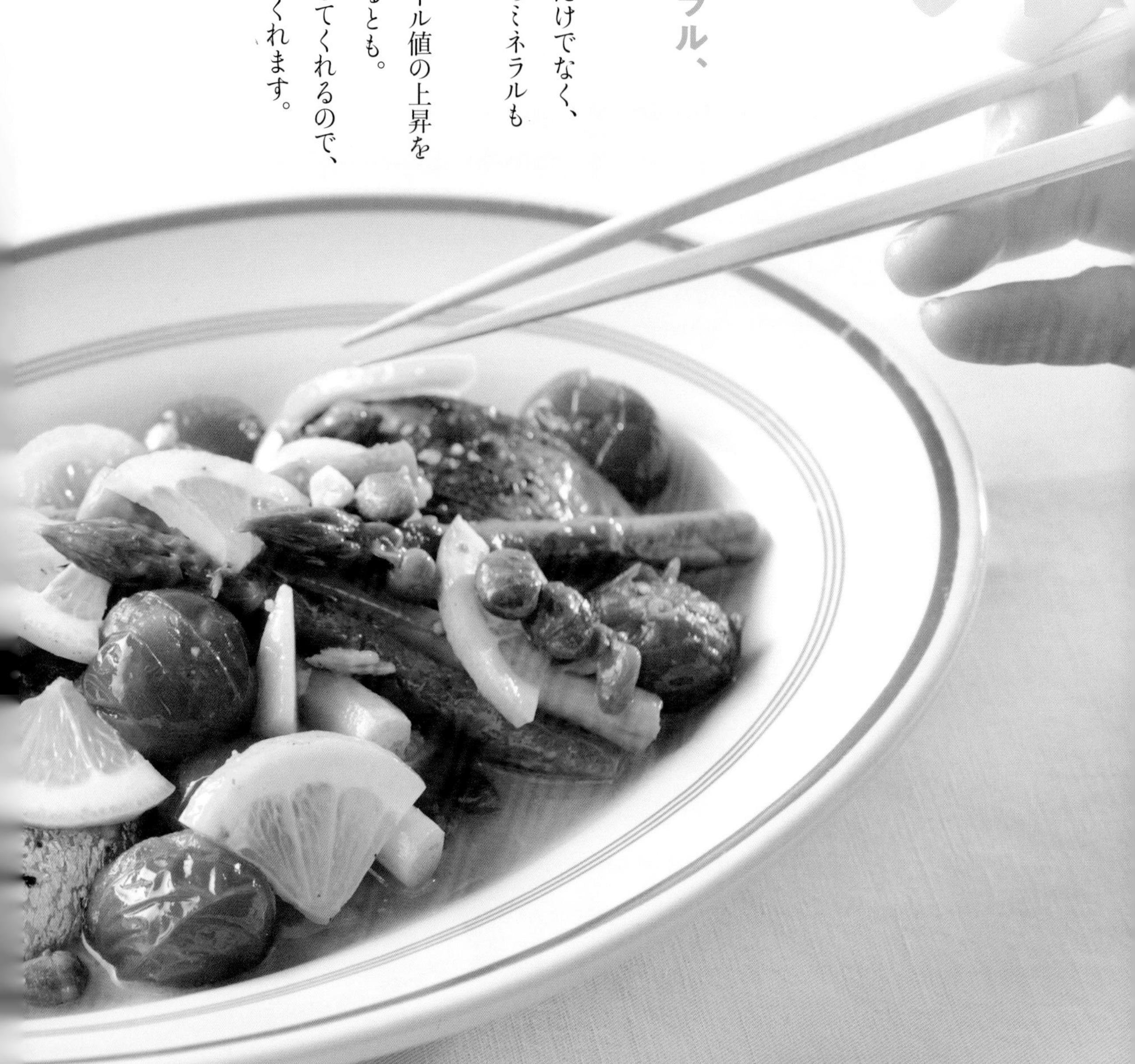

※写真は2人分の例です

1人分
たんぱく点数
3.5点

素材の栄養とうまみをまるごと食す

サバのアクアパッツァ

1人分カロリー
310
kcal

1人分塩分
1.5
g

調理時間
15
分

材料（2人分）

塩サバ…半身1切れ(160g)
こしょう……………………少々
にんにく……………………1片
ミニトマト…………………8個
グリーンアスパラ………1束
ケイパー(あれば)…大さじ1
白ワイン………………大さじ2
水…………………………1カップ
レモン輪切り……………3枚
オリーブオイル…大さじ1/2

下ごしらえ

・サバを半分に切って、こしょうを振る
・アスパラは下の硬い皮をむき、長さ2〜3等分に切る
・にんにくは叩きつぶす
・ミニトマトは横半分に切る
・レモンは十字の4等分に切る

作り方

1 フライパンにオリーブオイルを熱し、サバを皮目から入れてこんがり焼く。

2 返して、にんにく、トマト、アスパラ、ケイパー(あれば)を入れて1分焼く。

3 白ワイン、水を入れ、時々汁をかけながら強めの中火で5〜6分、煮汁が1/2になるまで煮る。レモンを加える。

ポイント　煮汁は栄養とうまみたっぷりなので、あまったらバゲットやパスタと合わせてもいいですよ。

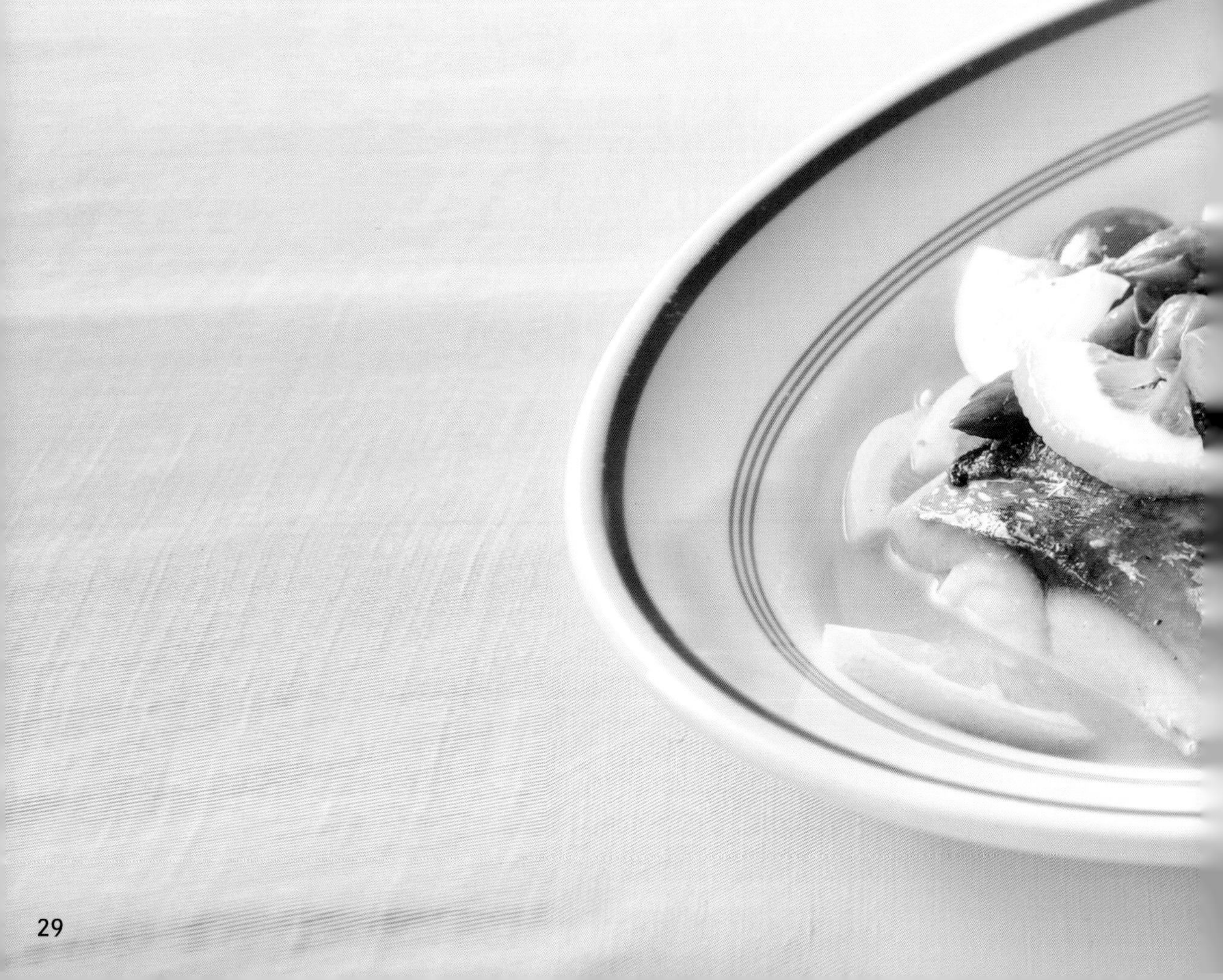

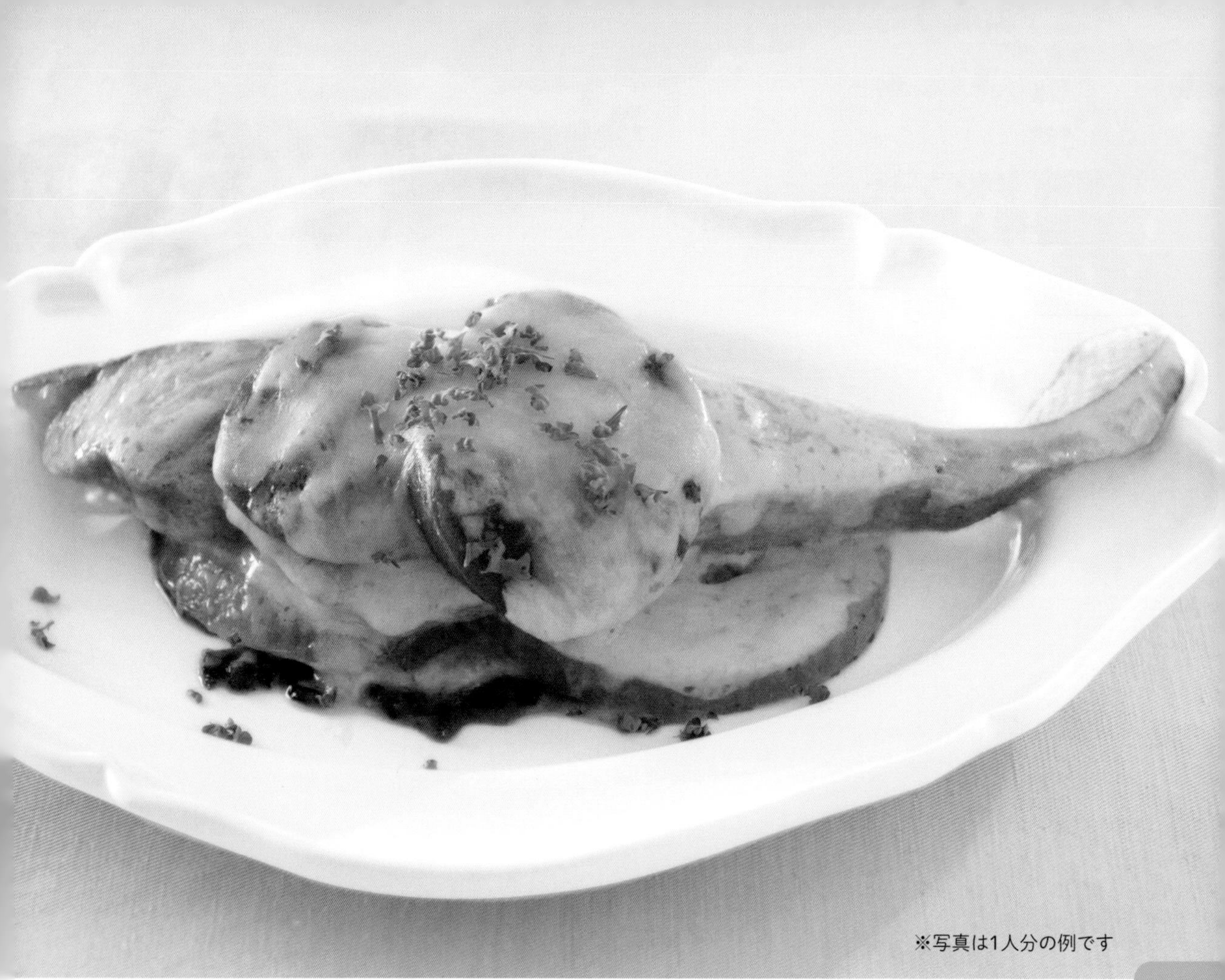
※写真は1人分の例です

1人分
たんぱく点数
4点

フライパンひとつでかんたん調理

サケとトマトのフライパンチーズ蒸し

1人分カロリー
230
kcal

1人分塩分
2.4
g

調理時間
15
分

材料(2人分)

- 生サケ……2切れ(180g)
- Ⓐ 塩……小さじ1/2
- Ⓐ こしょう……少々
- たまねぎ……1/2個
- トマト……小1個
- 塩・こしょう……各少々
- ピザ用チーズ……30g
- 白ワイン(または酒)……大さじ1
- パセリ……少々
- サラダ油……小さじ1

下ごしらえ

- ・サケはⒶを振る
- ・たまねぎ、トマトは4等分の輪切りにする
- ・パセリはみじん切りにする

作り方

1 フライパンに油を熱し、たまねぎ2枚1組で並べ、上に水気を拭いたサケをのせ、トマトを重ね、塩・こしょうを振り、チーズをのせる。

2 ワイン(または酒)をかけてフタをし、弱めの中火にかけ7〜8分蒸し焼きにする。パセリを散らす。

ポイント フライパンひとつでかんたんに作れます。サケの代わりに白身魚やホタテを使ってもおいしいですよ。

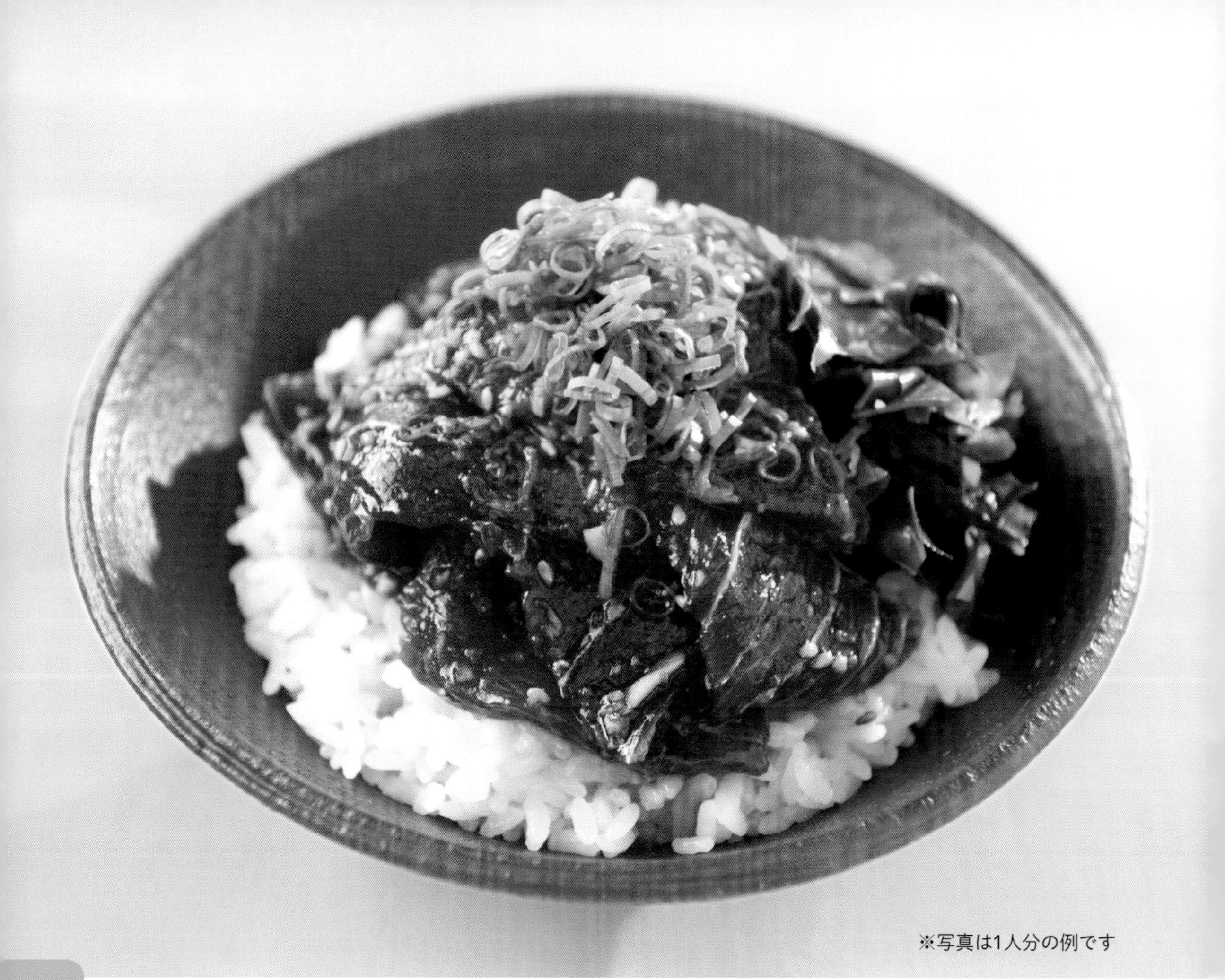

※写真は1人分の例です

1人分
たんぱく点数
4点

ごまとわさびの香りがアクセント

マグロとわかめのごましょうが漬け丼

1人分カロリー
420
kcal

1人分塩分
2.5
g

調理時間
5
分

材料（2人分）

マグロ……180g
カットわかめ……3g
Ⓐ
しょうゆ……大さじ1と1/2
砂糖……小さじ1/2
練りわさび…小さじ1/2〜1
しょうが……1片
煎り白ごま……小さじ1
ごま油……小さじ1
細ねぎ……2本
ご飯……2膳分（300g）

下ごしらえ

・マグロはうす切りにする
・わかめはたっぷりの水に浸して戻し、水気をきる
・細ねぎは斜めうす切りにし、水にさらして水気をきる
・しょうがはみじん切り、白ごまは刻む

作り方

1 マグロを、混ぜたⒶに5分漬ける。

2 丼にご飯を盛り、わかめ、1、ねぎをのせる。具をよく混ぜて食べる。

ポイント　ビタミンや食物繊維が豊富なわかめを一緒に食べることで、栄養バランスもばっちりです。

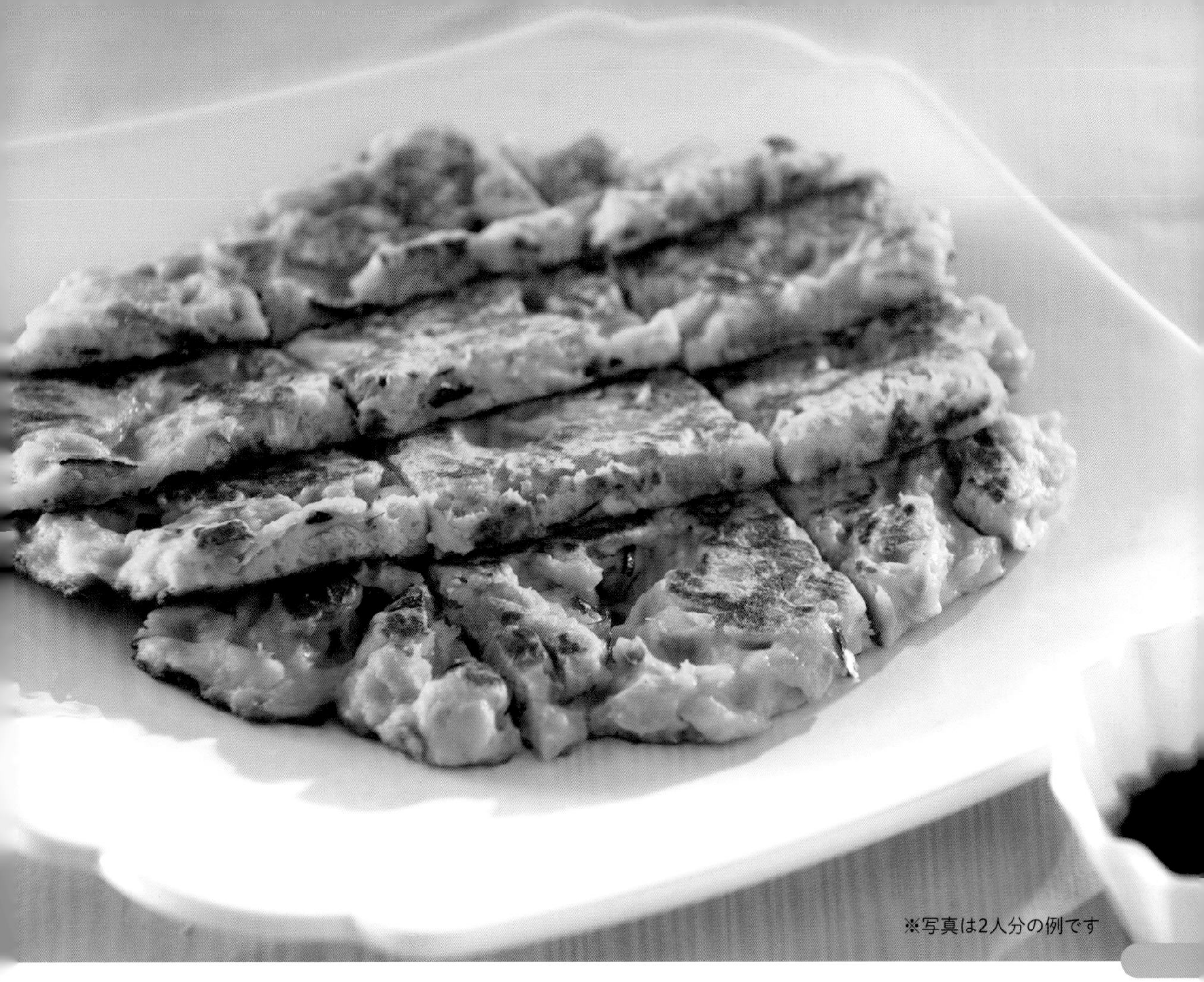

※写真は2人分の例です

1人分
たんぱく点数
3点

1人分カロリー
300 kcal

1人分塩分
1.0 g

調理時間
15分

カロテンたっぷりのかぼちゃを皮ごと調理

ツナとかぼちゃのチヂミ

材料(2人分)

- ツナ缶(水煮)……小2缶(140g)
- 卵……2個
- かぼちゃ……150g
- 小麦粉……大さじ4
- サラダ油……大さじ1/2
- Ⓐ 酢・しょうゆ……各小さじ1
- Ⓐ ごま油……小さじ1/3

下ごしらえ

・かぼちゃはワタ、タネを除き、水にくぐらせてラップに包む。600Wの電子レンジで4分加熱する

作り方

1 ボウルに卵を割り入れ溶きほぐし、ツナ缶(汁ごと)、ざっくりつぶしたかぼちゃ、小麦粉を入れて混ぜる。

2 フライパンに油を熱し、1を広げて入れ、弱めの中火で2～3分ずつ両面を焼く。

3 食べやすい大きさに切り、食べるときに混ぜたⒶをつける。

ポイント　好みはありますが、チヂミをおいしく感じる厚みは7mmといわれています。

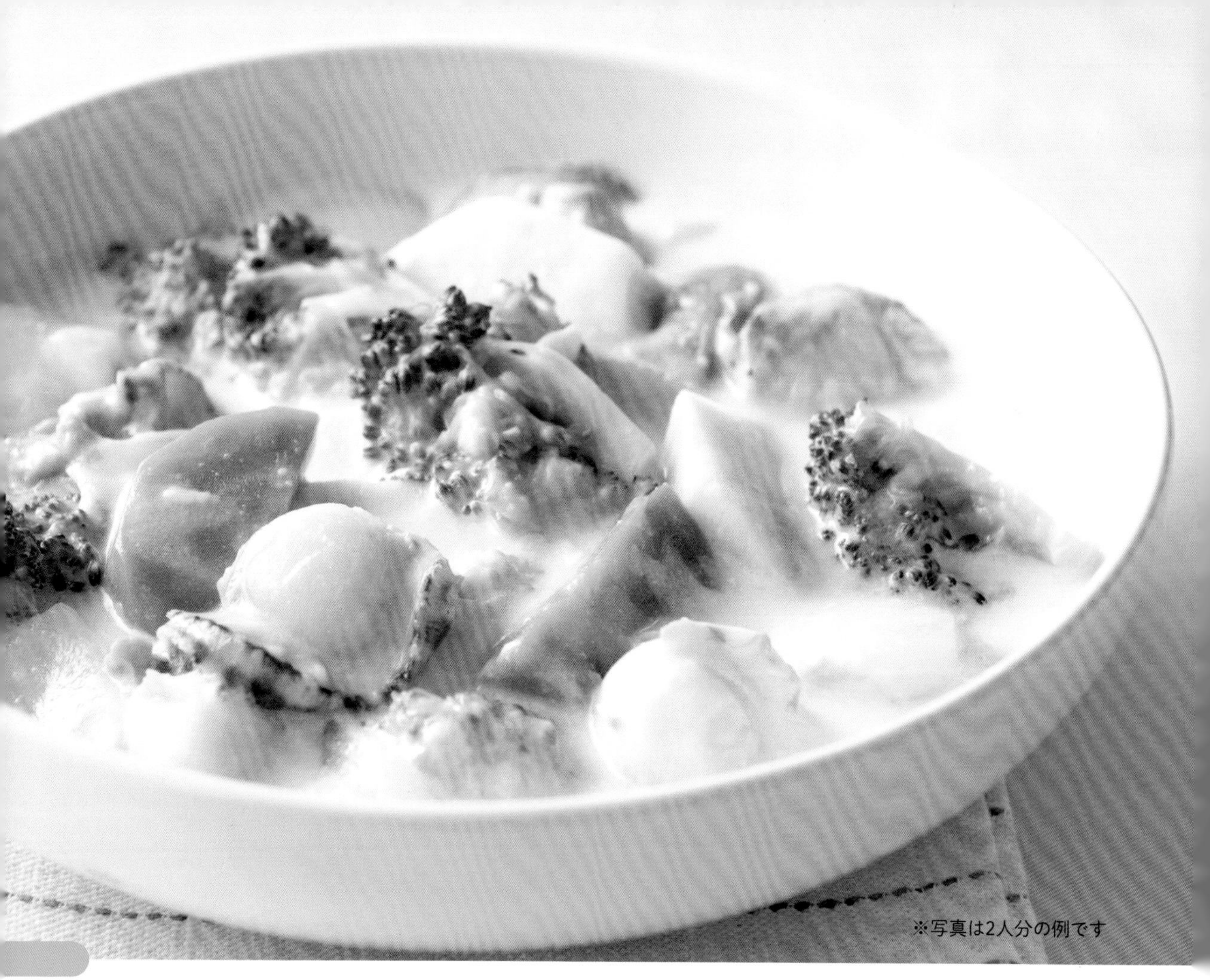

※写真は2人分の例です

1人分
たんぱく点数
3.5点

ルーを使わずカロリー控えめ

ボイルホタテのクイックシチュー

1人分カロリー
320
kcal

1人分塩分
2.9
g

調理時間
15
分

材料(2人分)

材料	分量
ボイルホタテ	180g
白ワイン(または酒)	小さじ2
にんじん	1/2本
里いも	2個
たまねぎ	1/4個
水	1カップ
ブロッコリー	1/4個
A 牛乳	1と1/2カップ
A 片栗粉	大さじ1
B バター	10g
B 塩	小さじ2/3
B こしょう	少々

下ごしらえ

- ・ホタテにワインまたは酒を振る
- ・にんじんは厚さ1cmの輪切りまたは半月切りにする。里いもは皮をむき、厚さ1cmの輪切りにする。たまねぎは2～3cm角に切る
- ・ブロッコリーは小房に分ける

作り方

1 鍋ににんじん、里いも、たまねぎ、水を入れ、フタをして強火にかける。

2 煮立ったら弱火にし、10分ほど蒸し煮にする。

3 2にホタテ、ブロッコリー、直前に混ぜたAを入れて混ぜながら煮立てる。Bを加えて混ぜる。

ポイント シチューの素を使わないのでカロリー控えめ。意外かもしれませんが、里いもは洋風にも合うんですよ。

column 3

重要なのは体重ではなく体の中身

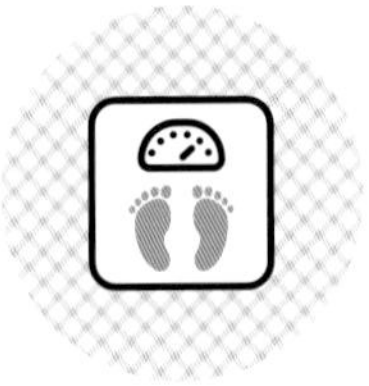

ぽっこりお腹に、ぷるぷるの二の腕・・・。体重は増えていないのに体型が崩れてきた・・・。それは、年齢とともに筋肉が減ったから。

本来、筋肉は脂肪よりも重たいので、加齢によって筋肉が減ったのなら、体重は減っているはずです。それが、筋肉量は減ったのに体重は変わっていないということは、体脂肪の割合がかなり増えたということなのです。

体重だけにとらわれるのではなく、体の中身に目を向けることが大切です。筋肉と脂肪のバランスを正しく保つことで、引き締まった体を手に入れましょう。

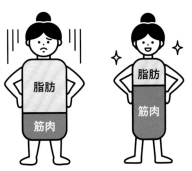

column 4

食事を減らすと太りやすい体に

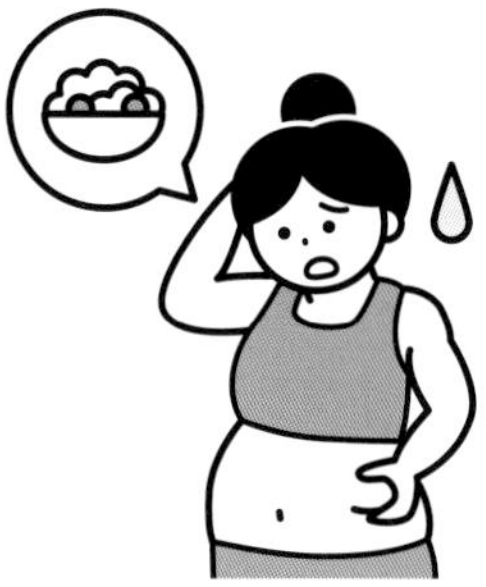

太るメカニズムは、いたってシンプル。摂取カロリーが消費カロリーを上回るからです。かといって、無理に食事を減らすと、体に必要な栄養素が足りなくなることも。とくに、たんぱく質が不足すると筋肉も落ちてしまいます。

筋肉が減ると基礎代謝が下がり、かえって太りやすい体に・・・。太りにくい体をつくるには、たんぱく質など、体に必要な栄養素をバランスよくとることが大前提。そのうえで、消費カロリーを増やしていくことを考えましょう。

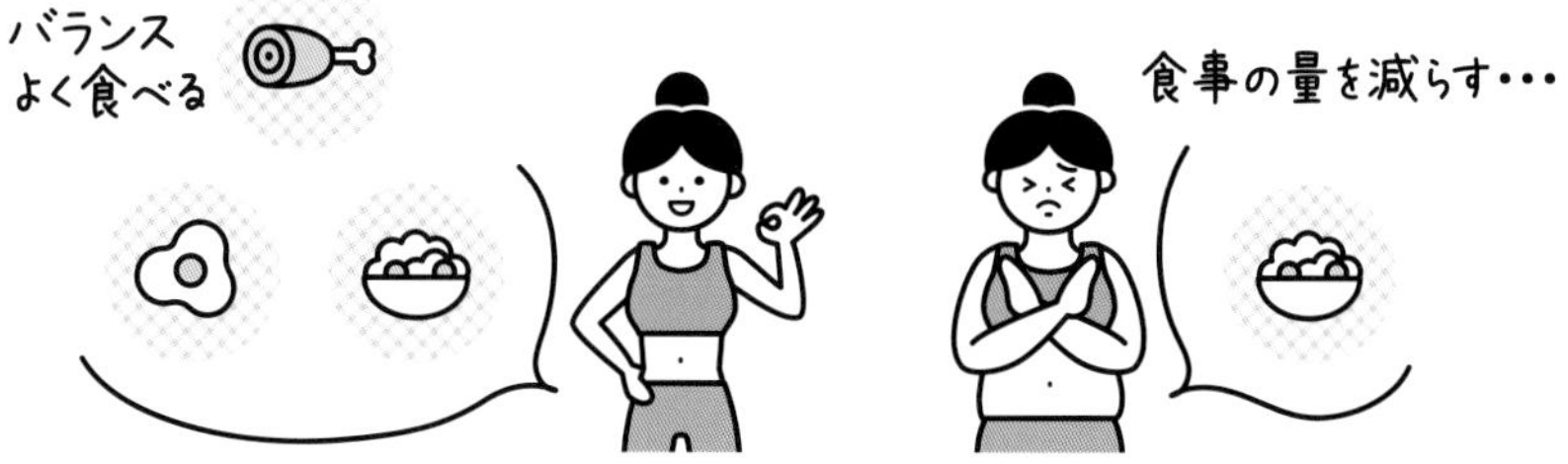
バランスよく食べる
食事の量を減らす・・・

大豆
製品

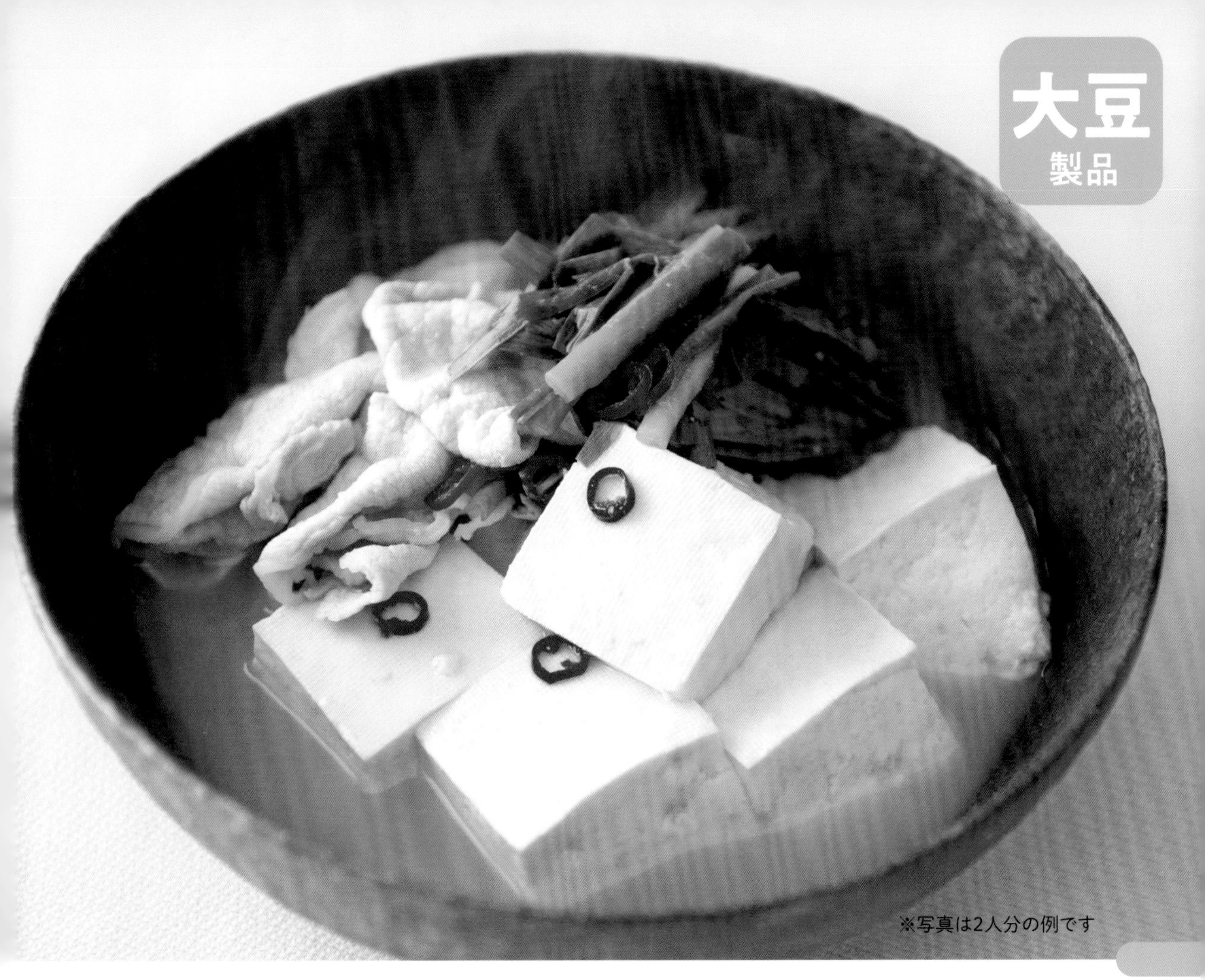

※写真は2人分の例です

1人分
たんぱく点数
3.5点

1人分カロリー
300
kcal

1人分塩分
1.7
g

※煮汁7割摂取

調理時間
10
分

豆腐の温め方がコツ

あったか塩ニラ豆腐

材料（2人分）

木綿豆腐	1丁（350g）
豚ロースしゃぶしゃぶ用	100g
ニラ	1束
Ⓐ だし汁	1カップ
Ⓐ 塩	小さじ3/4
Ⓐ みりん	大さじ1
Ⓐ 赤唐辛子	1本分

下ごしらえ

・豆腐は縦半分、横3等分に切る
・ニラは5～6cmの長さに切る
・赤唐辛子は小口切りにする

作り方

1 鍋にⒶと豆腐を入れてから、火にかける。
2 煮立ったら肉を入れてほぐしながら煮る。
3 アクが出たら除き、ニラを加え、ひと煮立ちさせる。

ポイント 豆腐は冷たいところからゆっくりと温めるとふっくら仕上がります。ニラを使ってバランスよく。

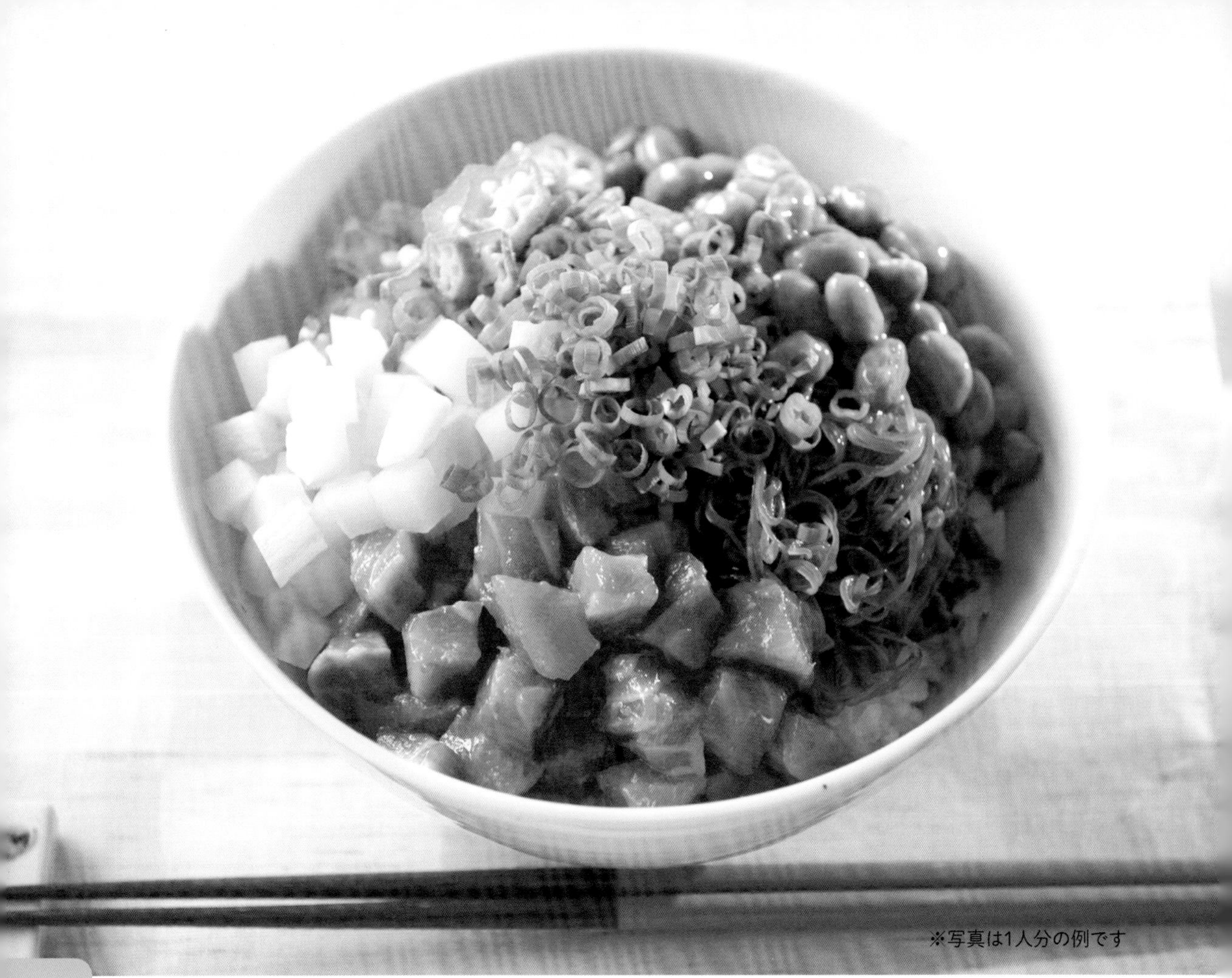

※写真は1人分の例です

1人分
たんぱく点数
3.5点

納豆にひと工夫でうまみ倍増

納豆とサーモンのねばねば丼

1人分カロリー
550
kcal

1人分塩分
2.1
g

調理時間
5
分

材料（2人分）

納豆（粒タイプ）……2パック
Ⓐ しょうゆ……小さじ2
Ⓐ 砂糖……小さじ1/3
刺し身用サーモン……150g
Ⓑ しょうゆ……小さじ1
Ⓑ 練りわさび……小さじ1/2
オクラ……6本
たくあん……5cm（30g）
めかぶ……80g
細ねぎ……2本
ご飯……2膳分（300g）

下ごしらえ

・納豆はⒶと混ぜる（または付属のタレでもOK）
・サーモンは1cmの角切りにし、Ⓑを混ぜる
・オクラは茹でて小口切りにする
・たくあんは1cmの角切りに、細ねぎは小口切りにする

作り方

1 丼にご飯を盛り、納豆、サーモン、オクラ、たくあん、めかぶ、ねぎをのせる。

ポイント 納豆にしょうゆと砂糖をプラスすることでしっかりとした味わいになり、うまみが倍増します。

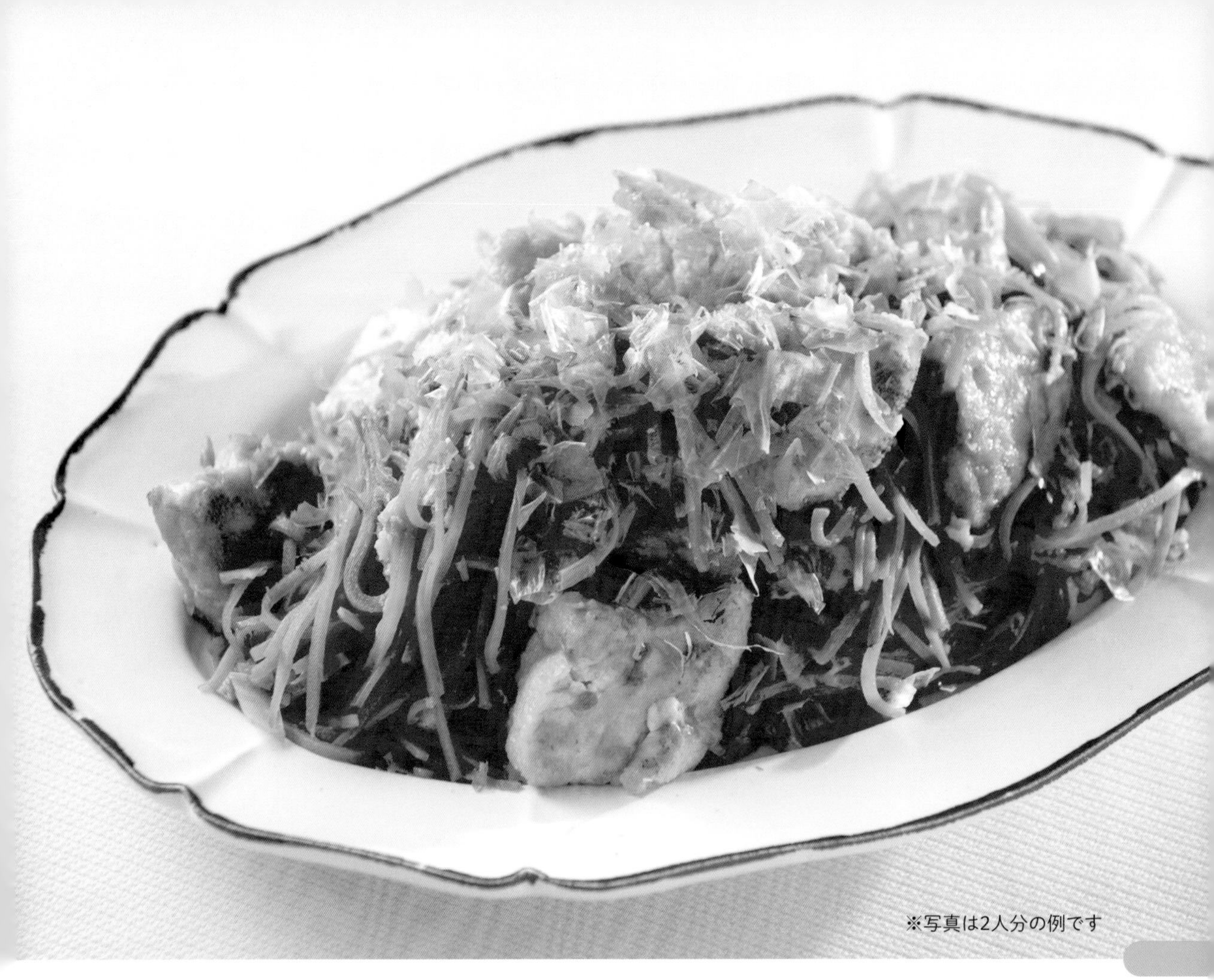

※写真は2人分の例です

1人分
たんぱく点数
2.5点

1人分カロリー
240
kcal

1人分塩分
1.4
g

調理時間
10
分

厚揚げを使って豆腐の水きりの手間いらず

厚揚げとにんじんのチャンプルー

材料(2人分)

厚揚げ	小1枚(150g)
にんじん	1本
削り節	2パック(10g)
Ⓐ 塩・しょうゆ・砂糖	各小さじ1/3
卵	1個
ごま油	小さじ2

下ごしらえ

- 厚揚げはひと口大にちぎる
- にんじんは長さ2〜3等分にし、細切りにする
- 卵は溶きほぐす

作り方

1 フライパンにごま油を熱し、厚揚げを入れ、薄く色づくように焼きつける。

2 にんじんを加え、しんなりするまで炒め、Ⓐと削り節の半量を加え炒める。

3 卵を回し入れ、ざっと炒め、皿に盛り、残りの削り節をかける。

ポイント 厚揚げはちぎって味をしみ込ませましょう。豚もも肉を足してアレンジしてもいいですよ。

乳
製品

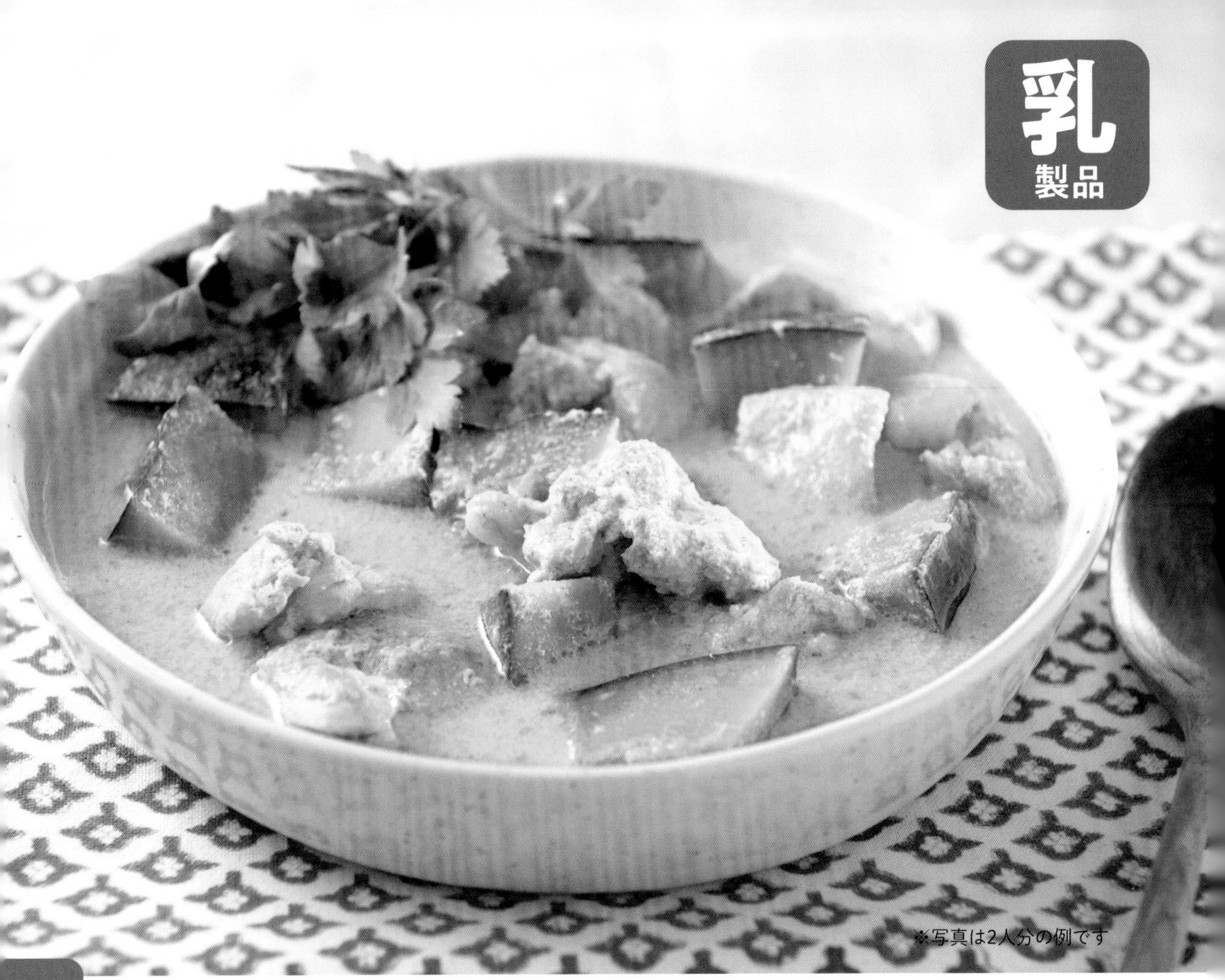

※写真は2人分の例です

1人分
たんぱく点数
3.5点

1人分カロリー
340
kcal

1人分塩分
2.9
g

調理時間
15
分

野菜はなんでもOK。漬けて煮るだけ

鶏肉のヨーグルトカレー煮

材料（2人分）

鶏もも肉（皮つき）……1枚（200g）

Ⓐ
- 塩……小さじ1/2
- こしょう……少々

かぼちゃ……100g

Ⓑ
- プレーンヨーグルト……250g
- カレー粉……小さじ2
- おろしにんにく……小さじ1/2
- 塩……小さじ1/3
- 水……1/4カップ

イタリアンパセリ（お好みで）……適量

下ごしらえ

・肉は小さめのひと口大に切り、Ⓐをすり込む
・かぼちゃはワタ、タネを除き、2cm角に切る

作り方

1 鍋にⒷを入れて混ぜる。

2 肉、かぼちゃを入れ、ざっくり混ぜて5分置く。

3 火にかけて煮立ったら、中火で10分煮る。お好みでイタリアンパセリを飾る。

ポイント　ヨーグルトに漬け込んだ状態で冷凍保存もできます。お肉がやわらかくなりますよ。

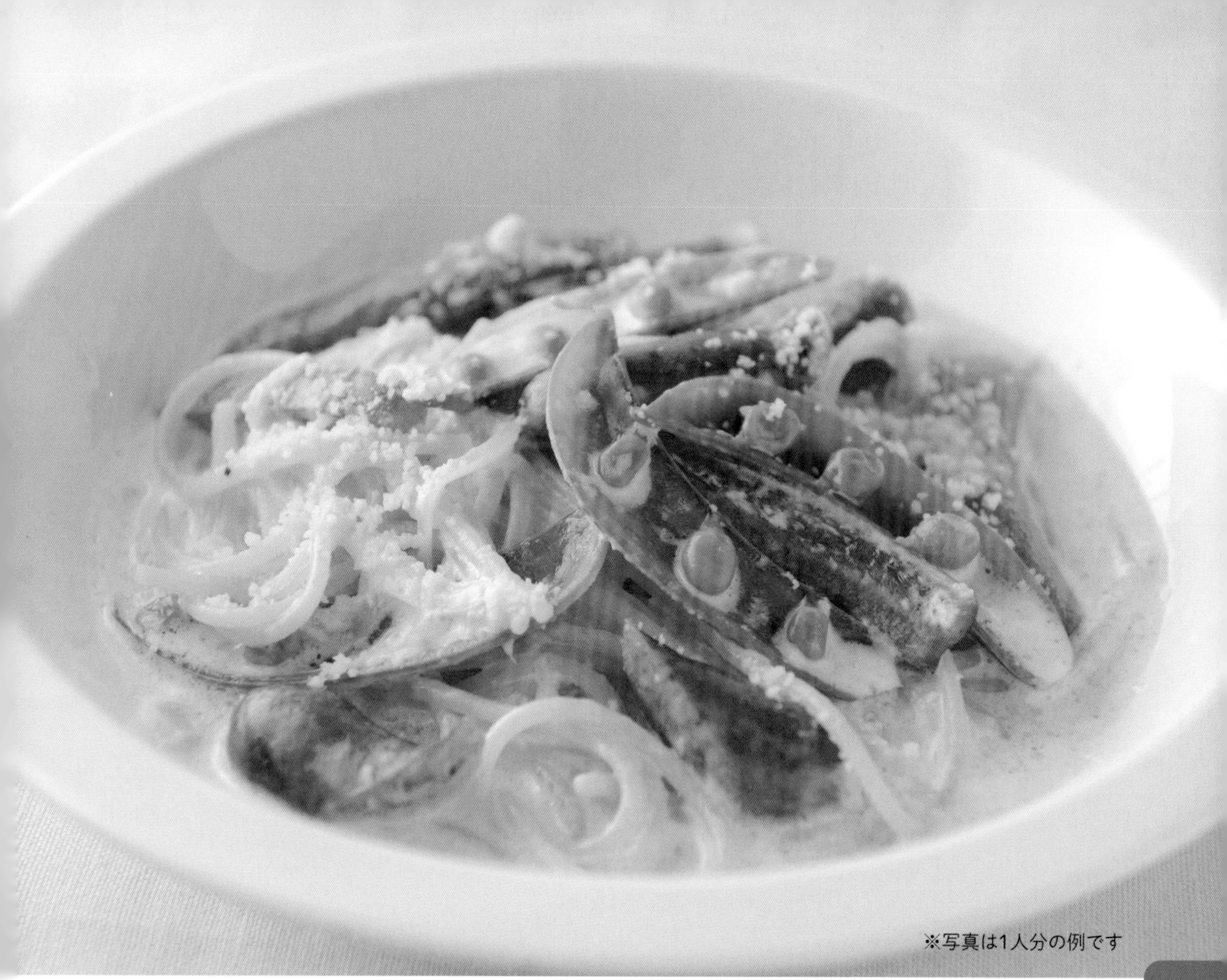

※写真は1人分の例です

1人分
たんぱく点数
2.5点

鍋ひとつでできる！ 茹でないスープパスタ

ソーセージの軽やかミルクパスタ

1人分カロリー
570
kcal

1人分塩分
2.8
g

調理時間
15
分

材料（2人分）

ソーセージ	5本（100g）
たまねぎ	1/4個
パプリカ	1個
スナップえんどう	8本
オリーブオイル	小さじ1
水	1/4カップ
牛乳	2カップ
スパゲッティ	100g
塩	小さじ1/2
こしょう	少々
粉チーズ	大さじ1

下ごしらえ

・ソーセージは斜め半分に切る
・たまねぎはうす切りに、パプリカは縦半分に切り、ヘタ、タネを除き1cm幅に切る。スナップえんどうは筋を除く
・スパゲッティは半分に折って、水に30分浸しておく

作り方

1 鍋にオリーブオイルを熱し、ソーセージ、たまねぎ、パプリカを炒める。

2 油が回ったら水を入れてフタをして2〜3分煮る。

3 牛乳を入れ、煮立ったらスパゲッティ、スナップえんどうを入れ、2〜3分煮て、塩・こしょうを加える。チーズを散らす。

ポイント ソースとパスタを一緒に作れるので洗い物もラク。もちろん茹でたパスタを使ってもOKです。スープごと召し上がってください。

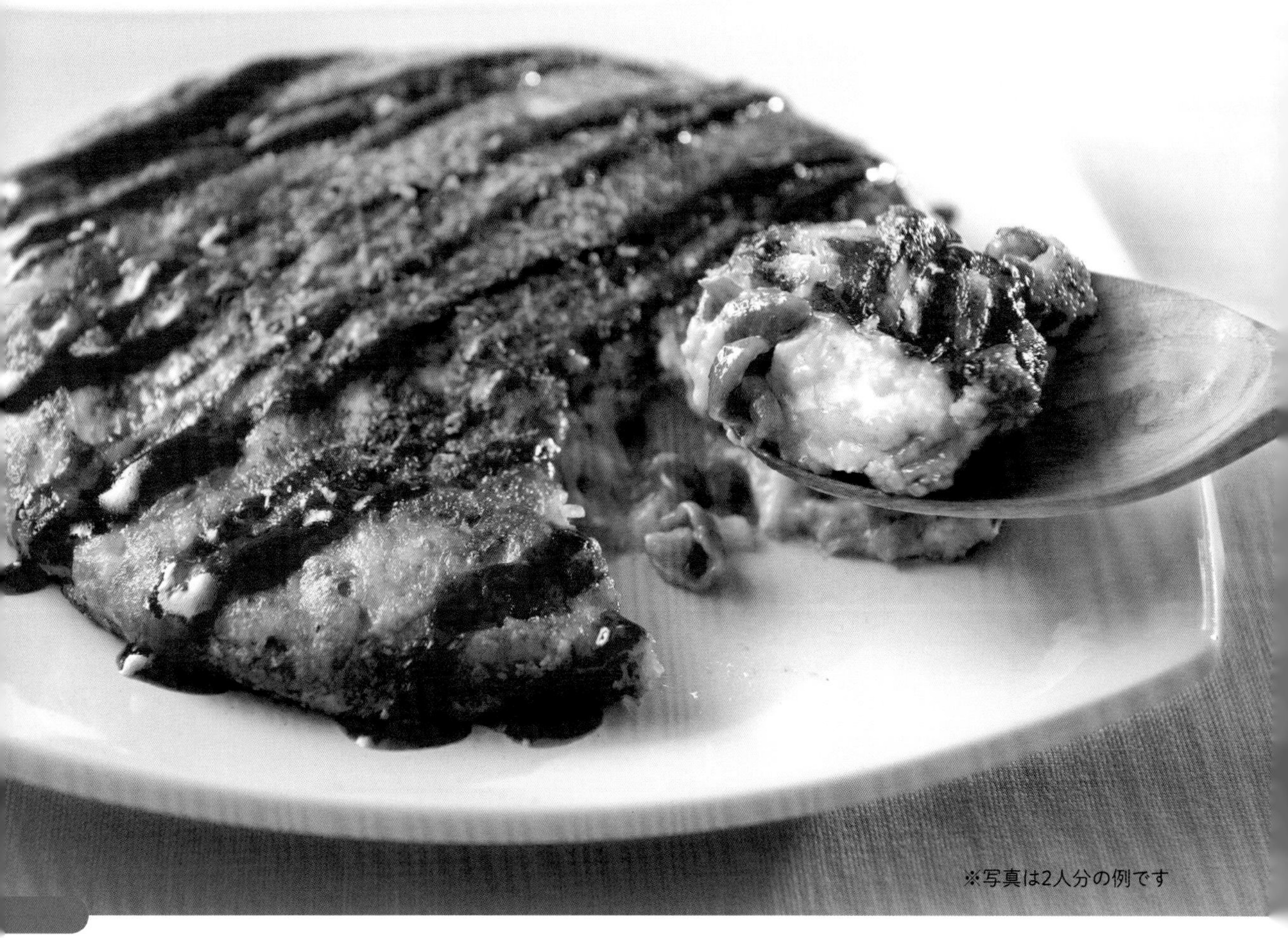

※写真は2人分の例です

1人分
たんぱく点数
2点

1人分カロリー
320
kcal

1人分塩分
1.6
g

調理時間
15
分

血糖値が上がりにくいチーズ・長いも・なめこのトリプル食材

チーズとなめこのふわとろ焼き

材料(2人分)

カマンベールチーズ……1個(100g)
なめこ……1袋
Ⓐ 卵……1個
Ⓐ 長いも……200g
Ⓐ 塩……少々
Ⓐ 小麦粉……大さじ2
サラダ油……小さじ1
中濃ソース……適量
青のり粉……少々

下ごしらえ

- チーズは8等分に切る
- 長いもはひげ根が多いときは火であぶり、洗い、皮ごとすりおろす

作り方

1 ボウルにⒶを入れてよく混ぜ、なめこを加え混ぜる。

2 直径20cmの大きさのフライパンに油を熱し、1を入れてチーズを全体に入れ込む。フタをして弱めの中火で両面を3〜4分ずつ焼く。

3 皿に盛り、ソースをかけ、青のりを振る。

ポイント　つなぎの小麦粉の糖質が気になる方は、小麦粉の代わりに卵を2個にしてもOK。チーズはピザ用チーズでも代用可。

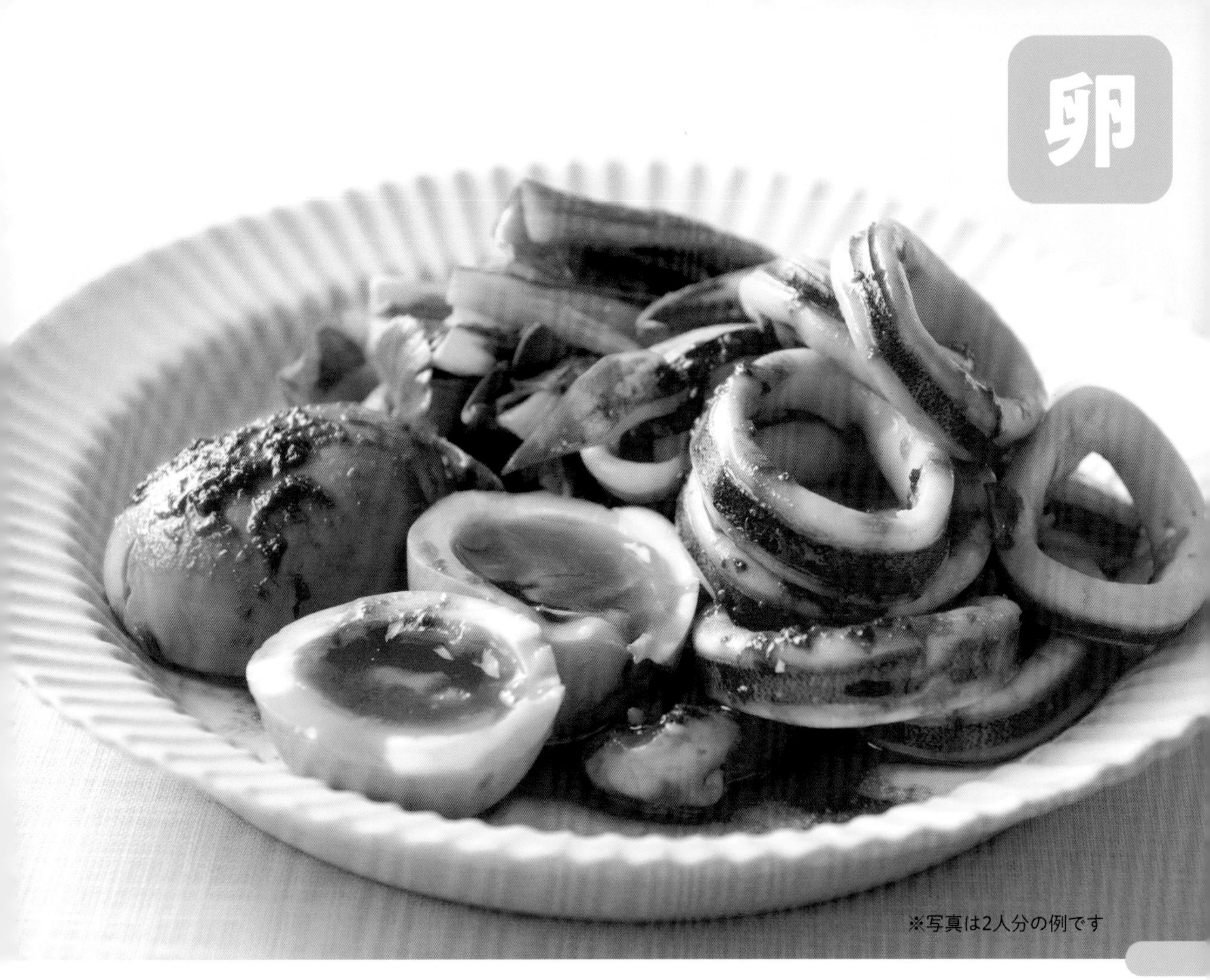

※写真は2人分の例です

1人分
たんぱく点数
3点

1人分カロリー
200
kcal

1人分塩分
2.5
g

調理時間
10
分

熱湯に5分でトロトロの半熟卵に

イカと味付け煮卵の小松菜添え

材料(2人分)

スルメイカ(下処理済み) …… 1杯(130g)
卵 …… 2個
Ⓐ
- しょうゆ・酒 …… 各大さじ1と1/2
- 砂糖 …… 大さじ1/2
- おろししょうが・ごま油 …… 各小さじ1

小松菜 …… 200g

下ごしらえ

- イカは、胴を輪切り、足は2～3本に分けて食べやすい長さに切る
- 半熟卵を作る(作り方は下記のポイント参照)
- 小松菜は5cmの長さに切る

作り方

1 鍋にⒶを入れ、煮立ったらイカを入れる。

2 再度煮立ったら、卵、小松菜を加え、時々混ぜながらしんなりするまで煮る。

ポイント 常温に戻しておいた卵を、熱湯に5分入れておけばトロトロの半熟卵に。カラは冷水に入れむいてください。

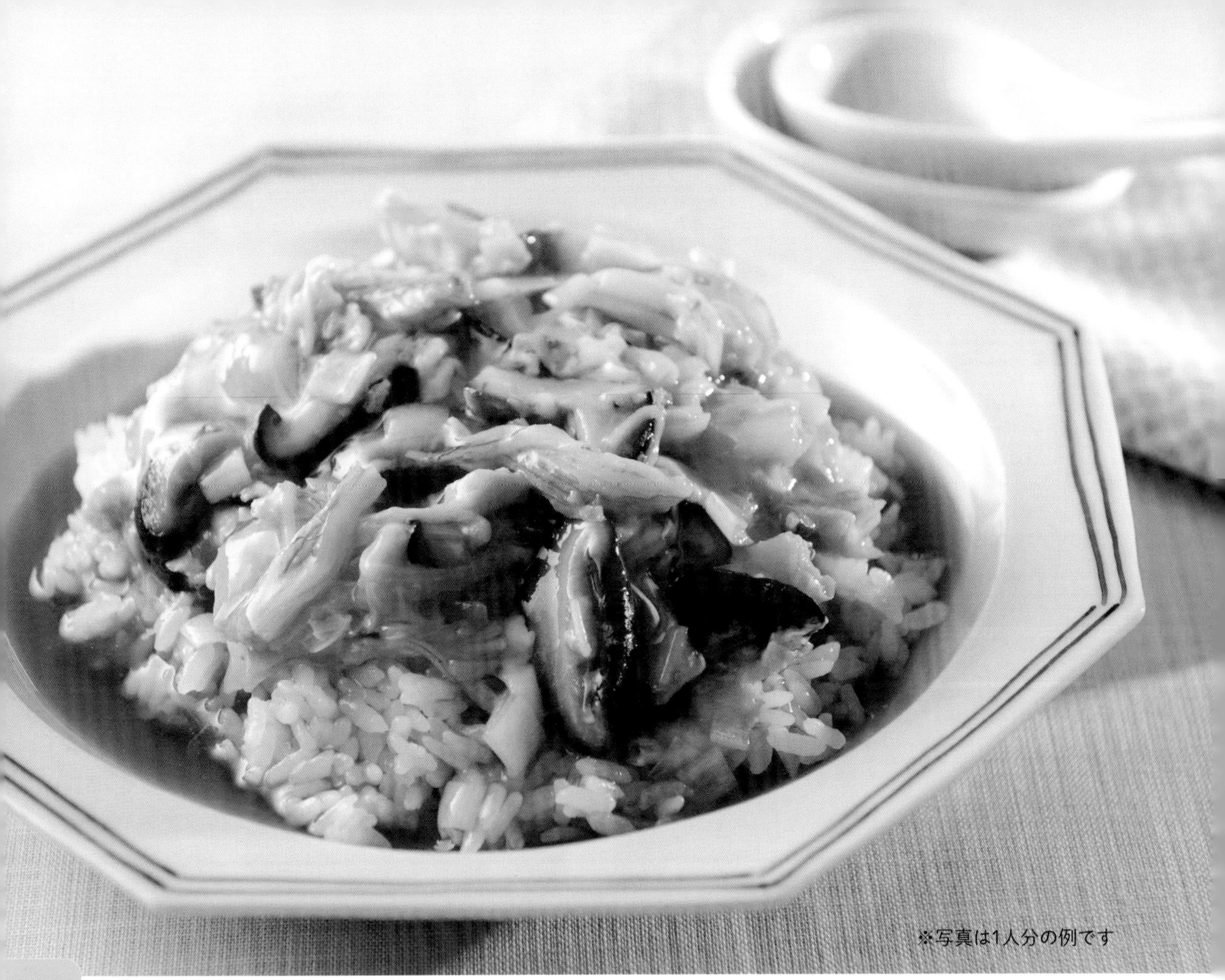

※写真は1人分の例です

1人分
たんぱく点数
2点

1人分カロリー
470
kcal

1人分塩分
2.4
g

調理時間
10
分

卵に食物繊維をプラス

しいたけとかにかまのあんかけ卵丼

材料（2人分）

- 生しいたけ……小4枚
- 長ねぎ……1/3本
- かに風味かまぼこ……3本
- Ⓐ
  - 卵……3個
  - 塩・こしょう……各少々
- Ⓑ
  - 酢・しょうゆ・みりん……各大さじ1
  - 砂糖・片栗粉……各大さじ1/2
  - 水……3/4カップ
- サラダ油……大さじ1/2
- ご飯……2膳分（300g）

下ごしらえ

- ・しいたけはうす切りに、ねぎは粗みじん切りにする
- ・かにかまは長さ2等分に切り、ほぐす
- ・Ⓐ、Ⓑはそれぞれ混ぜておく

作り方

1 フライパンに油を熱し、しいたけ、ねぎ、かにかまを炒める。

2 しんなりしたらⒶを入れて大きく混ぜる。丼にご飯を盛り、その上に1をのせる。

3 2のフライパンにⒷを入れ、火にかけ、混ぜながら煮立ててとろみをつけて2にかける。

ポイント　中火から強火でお好みの硬さに手早く調理してくださいね。かにかまの代わりにツナやしらすでも。

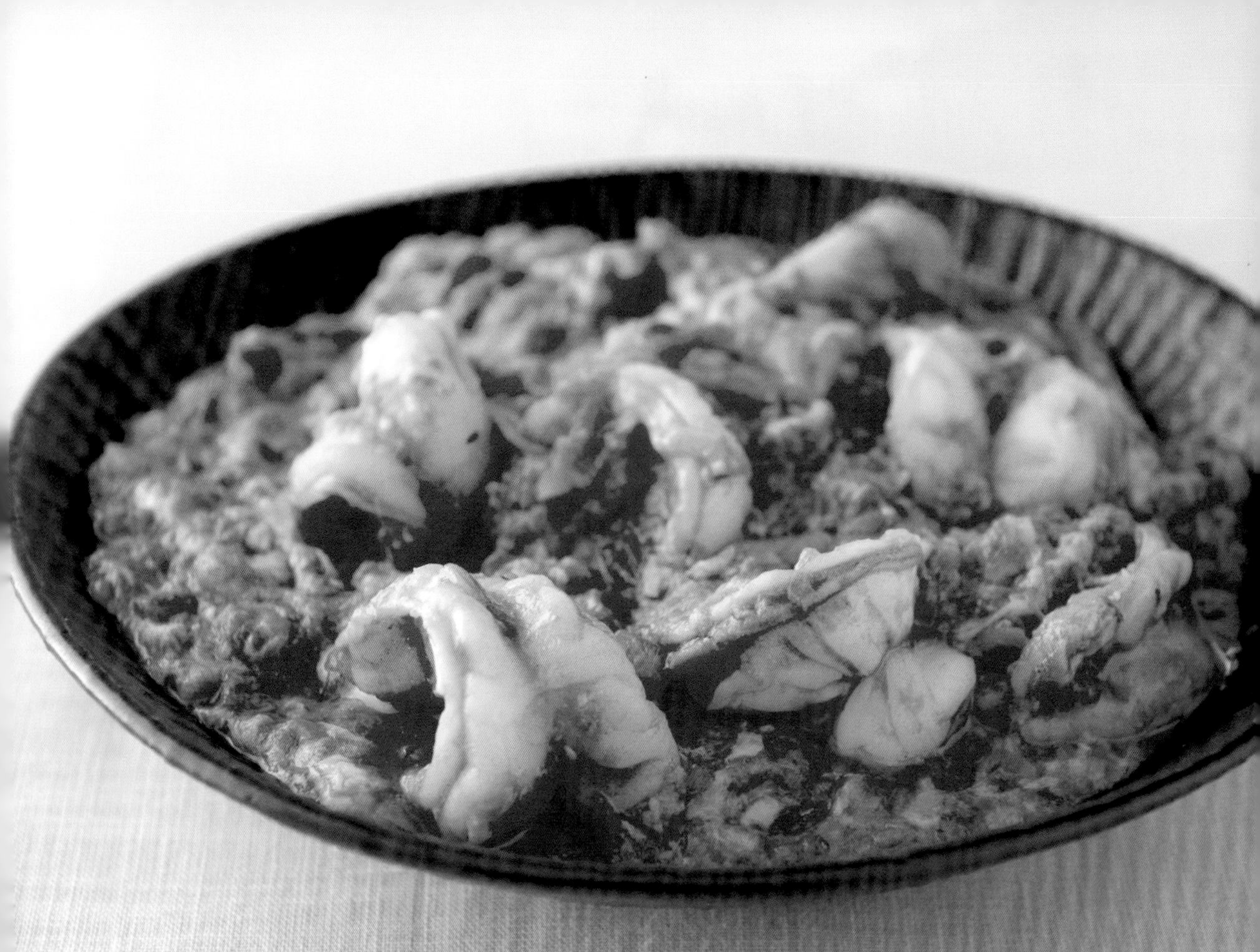

※写真は2人分の例です

1人分
たんぱく点数
4点

1人分カロリー
240
kcal

1人分塩分
2.4
g

調理時間
10
分

酒と片栗粉でプルンとしたエビに

エビと卵のピリ辛トマト炒め

材料(2人分)

卵……2個
エビ(無頭カラ付き)……8尾
Ⓐ 酒・片栗粉……各小さじ1
トマト……小2個
Ⓑ たまねぎ……1/4個
　おろししょうが・おろしにんにく……各小さじ1
　豆板醤……小さじ1
Ⓒ オイスターソース……小さじ1
　塩……小さじ1/3
サラダ油……大さじ1/2

下ごしらえ

・卵は溶きほぐしておく
・エビは尾、カラをむき、背から切り目を入れワタを取り、Ⓐをもみ込む
・トマトは8等分のくし切りで、ひと口大に切る
・たまねぎはみじん切りにする

作り方

1 フライパンに油を熱し、Ⓑを炒める。香りが立ったらトマトを入れ、炒める。

2 煮立ったらエビ、Ⓒを入れ2分ほど煮立て、卵を回し入れる。

ポイント　エビの背を開いて酒と片栗粉をもみ込んでおくと、くさみがとれるうえ、プルンとした食感になります。

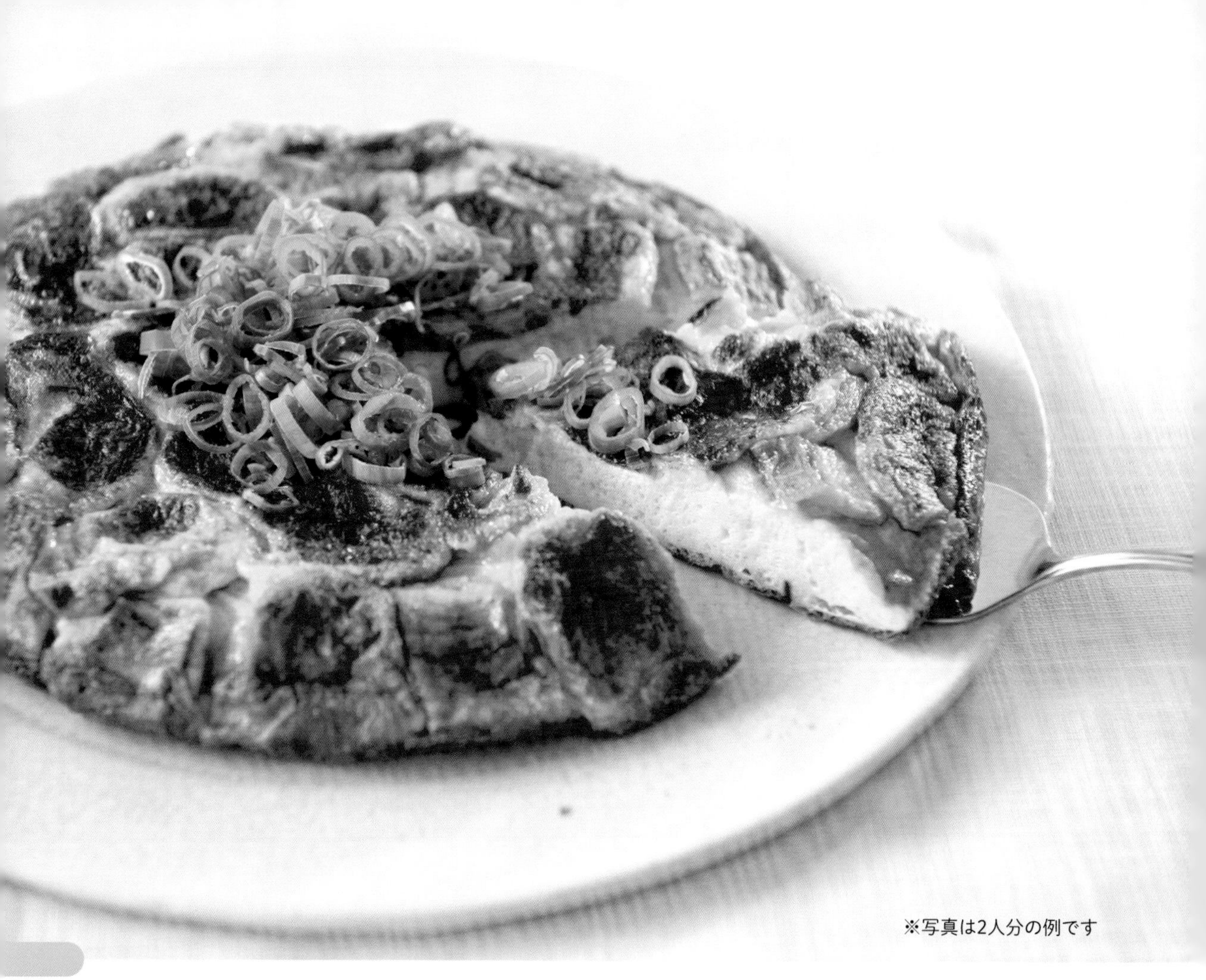

※写真は2人分の例です

1人分
たんぱく点数
3.5点

1人分カロリー
280
kcal

1人分塩分
2.6
g

調理時間
15
分

麩を入れた卵液を焼くだけ

麩のふわふわ和風オムレツ

材料（2人分）

焼き麩 ………… 50g
Ⓐ
- 卵 ………… 4個
- だし汁 ………… 3/4カップ
- 塩 ………… 小さじ1/2
- しょうゆ ………… 小さじ1

サラダ油 ………… 小さじ1
わけぎ ………… 2本
しょうゆ ………… 少々

下ごしらえ

・麩は水に浸し、水気をしっかり搾る
・わけぎは小口切りにする

作り方

1 Ⓐを混ぜた卵液に麩を入れ、吸い込ませる。

2 フライパンに油を熱し、1を入れフタをして、弱めの中火で4分焼く。こんがりと焼き色がついたら裏返し、さらに2〜3分焼く。

3 しょうゆを塗り、わけぎをのせる。

ポイント　卵液ごと一気に焼くかんたん料理です。お好みでチーズを入れて焼くとコクが出ておいしいですよ。

column 5

太りにくい体をつくるには筋力トレーニング

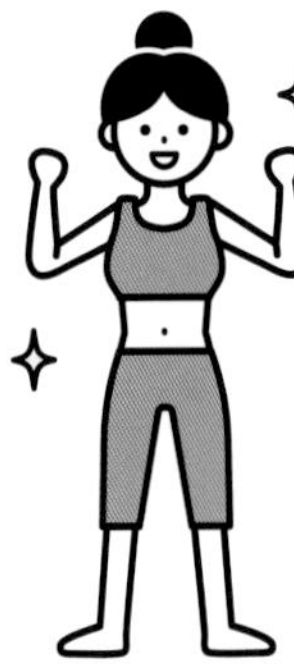

ここまで解説した通り、太りにくい体をつくるには、脂肪を燃やす働きのある、筋肉の存在が重要です。

筋肉を増やす方法は、2つ。

1つは、筋肉のもとになるたんぱく質をしっかり摂取すること。そしてもう1つが、運動で筋肉を増やすことです。

運動で筋肉をつけるには、筋力トレーニングが必要です。ウォーキングなどの有酸素運動では、筋肉は増えません。

筋トレ＋たんぱく質で、脂肪が燃えやすい体を手に入れることができるのです。

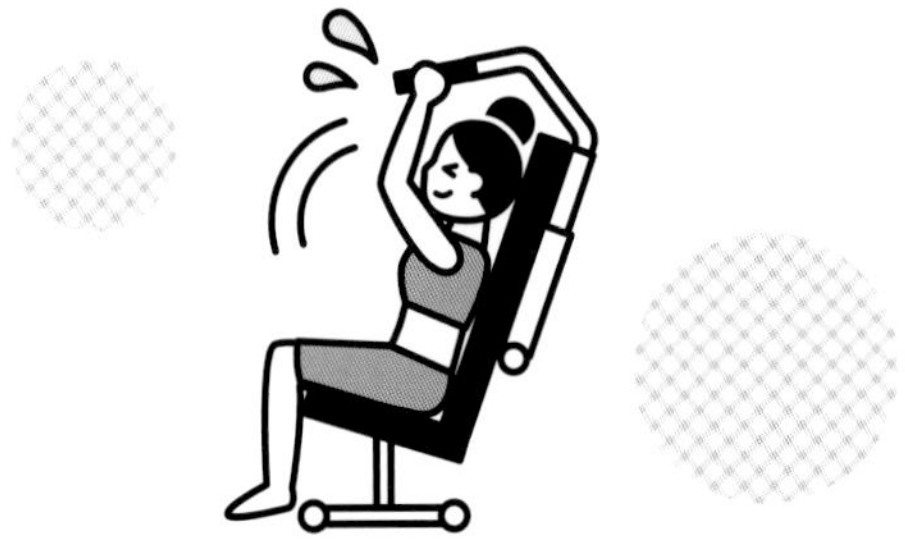

カーブスがおすすめする時短ダイエットとは？

女性だけの30分フィットネス カーブスの「時短ダイエット」は「筋トレ × 食事 × 睡眠」の3つの習慣をベースにムリせず、がまんせずに効果を出していただくプログラムです。

しっかり筋トレ

効率よくやせられる
体のベースをつくる

よい食事

筋肉のもと、
たんぱく質を意識して

よい睡眠

ぐっすり眠って
しっかり筋肉を育てる

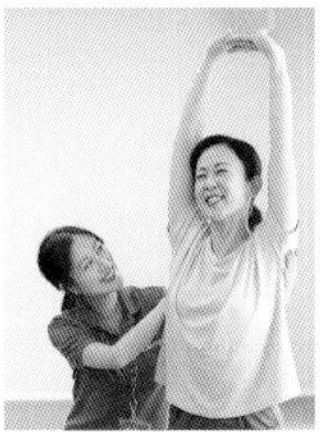

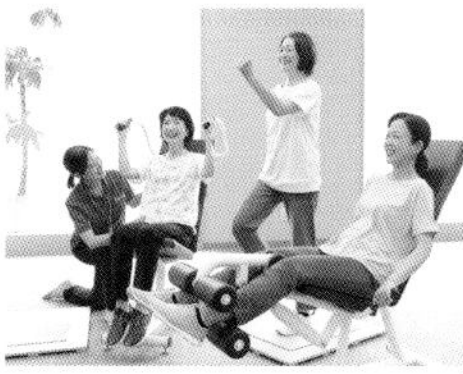

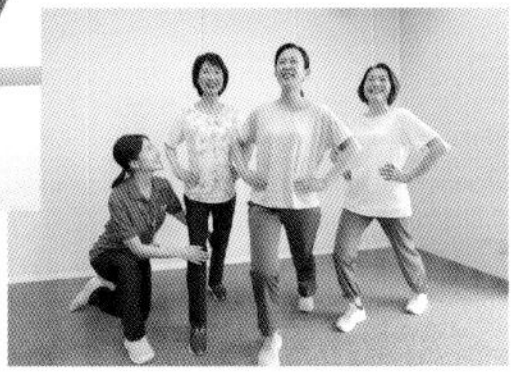

カーブス Curves

女性だけの30分健康体操教室。2005年に日本1号店をオープン、2020年11月末現在、日本全国に2000店舗展開し、メンバー（会員）数は約69万人。店舗数、会員数ともに、日本一のフィットネスクラブ。女性にとって必要な3つの運動（筋力トレーニング、有酸素運動、ストレッチ）を組み合わせた独自のサーキットトレーニングは、1回わずか30分。体重、ひざ、筋力、血圧、血糖値、コレステロール、健康維持など、さまざまな悩みを持つ50～70歳代中心の女性に支持されている。

藤井《ふじい》 恵《めぐみ》／料理研究家・管理栄養士

1966年神奈川県生まれ。女子栄養大学在学中からテレビ番組の料理アシスタントを務める。大学卒業と同時に結婚し、専業主婦と子育てに専念したあと、雑誌・書籍・テレビ・新聞・イベント・講演会などで多岐に活躍。おもな出演番組はNHK「きょうの料理」、今年3月まで出演していた日本テレビ系列「キユーピー3分クッキング」など。これまでに出版したレシピ本は100冊以上で、多くのベストセラーを持つ。2人の娘さんのために、15年間お弁当を作り続けた経験をもとにした「藤井弁当　お弁当はワンパターンでいい！」は「2020年度　第7回料理レシピ本大賞 in Japan」で料理部門「準大賞」を受賞。

1品《ぴん》15分《ふん》！ 時短《じたん》、かんたんにプロの味《あじ》
おいしく食《た》べて太《ふと》らない 健康《けんこう》たんぱく質《しつ》レシピ

第１刷　2021年6月5日
第３刷　2021年7月20日

著者　カーブス

レシピ考案・調理　藤井恵
撮影　園健
取材協力　株式会社ジーシェフ
栄養価計算　渥美まゆ美　緑川鮎香
校正　有賀喜久子
ブックデザイン　株式会社ハッピージャパン

発行人　小島明日奈
発行所　毎日新聞出版

〒102-0074
東京都千代田区九段南1-6-17　千代田会館5階
営業本部　03-6265-6941
企画管理本部　03-6265-6731

印刷・製本　大日本印刷株式会社

ISBN978-4-620-32685-6